看護を学ぶ
人のための
心理学〔第2版〕

ヒューマン・ケアを
科学する

遠藤公久 編

弘文堂

はじめに

　現在、わが国は急速な少子化・超高齢化の時代を迎えています（2065年には、65歳以上が3人に1人以上〔約38.4％〕、14歳以下が10人に1人〔約10.2％〕になるとされる［国立社会保障・人口問題研究所, 2021］）。今後、高齢者の患者数はますます増加するものの、その数に見合うだけの介護の担い手が不足し、さらに医療費が増大し、入院期間は短縮化され、在宅における療養生活が長期化することが予想されます。また、終末期を自宅で迎えたいという多くの人の希望を叶えるためには、在宅医療体制（地域包括ケア体制）の整備が急務の課題です。わが国が"豊かな長寿社会"を目指していくためには、こういった諸問題が解決され、医療・介護・福祉面の充実が図られることが不可欠です。

　一方で、現代医療の進歩は日進月歩であり、最先端医療の知識と技術を理解するためにも、看護師をはじめ医療従事者は生涯にわたって学び続けていくことが求められます。また、専門知識と技術の修得の他に、看護師には患者一人ひとりへの深い理解とケアのために幅広い教養も必要です。複雑で多様化する時代において、医療への要請に応えられる人材育成のために、看護教育が4年制大学、また大学院教育へとシフトしてきているのは時代の趨勢からして必至と言えるでしょう。現在、全国大学数に占める看護学科を持つ大学数の割合は、約35％（日本看護系大学協議会, 2022）となり、少子化にもかかわらず増加の一途を辿っています。つまり、いまのわが国において最も需要の多い学科の1つであることを、上述した現代社会の様相が何よりも物語っています。

　幅広い教養を身につけるためには、看護を目指す学生も多くのリベラルアーツに触れ、学びを得ることが必要です。その中でも、心理学は、ヒューマン・ケアの基礎とも言える点で重要な科目の1つです。しかし、これまで看護学部の教養科目としての心理学の授業

では、総合大学で心理学を専攻とする学生用に編纂された教科書を用いていることが多く、専門外の学生にとっては、わかりにくい面も多々あったのではないかと思います。また、授業で学んだ心理学の知識が、看護にとって最も重要な臨地実習とあまり結びつかない（イメージしにくい）という面もあったのではないでしょうか。

　そこで、本書は、以下の点に留意しました。

①看護学生が普段の生活（キャンパスライフ）で直面しがちな出来事や、実習先で出くわす諸問題を取り上げ、心理学的な視点から解説を加える。

②各章の記述は心理学において重要かつ基礎的知識の範囲に留め、臨床に役立つ知識を学べる内容を心がけた。

③コラムでは、実習や臨床の現場と心理学の接点（ヒューマン・ケア）を学び、その留意点について知ることができる。

④各章末には、演習授業課題と推薦図書をあげ、授業中の討議に利用したり、レポートの参考にしたりすることができる。

　以上、実習との関連などを意識したのは、本書が一般教養としての心理学のための教科書に留まらず、看護を学ぶ学生がその後専門課程に進み、広範囲な臨床実習に臨んでも思わず紐解きたくなる教科書であってほしいとの願いからです。

　最後に、本書が刊行できましたのは、心理学そして看護学を専門とする多くの諸先生方からお力添えをいただけたからです。また、弘文堂の加藤聖子氏は、企画段階から出版に至るまで、編者や執筆者を支え、励ましてくださいました。この場をお借りして、皆様に心より感謝申し上げます。

2023 年 8 月末日

遠 藤 公 久

contents

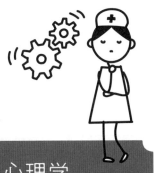

第Ⅱ部　心の発達の心理学

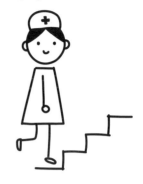

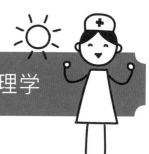

第III部　心の健康の心理学

第Ⅳ部　社会とのかかわりの心理学

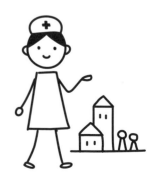

心のしくみの
心理学

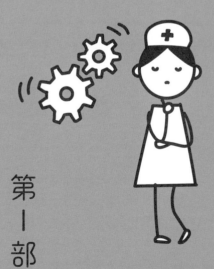

第一部

第1章

感覚と知覚

横山春彦

　友だちと話す、LINE でメッセージを送り合う、ネットで買い物をする……。そんな日常のひとコマの中にも、友だちの話が理解できる、メッセージが確認できる、商品が見定められる、という点に感覚・知覚のはたらきが関与します。そのはたらきによって、言葉を返す、メッセージを返信する、商品購入の手続きをする、というように具体的な行動を起こすことができます。このように私たちの日常には、感覚・知覚というはたらきと、それに対応する行動の連携で行われる局面が多々あり、それが平穏な日常を送ることができる理由の1つともなっています。

教室に向かう、授業に出席する、ノートをとる、課題をこなす……。学生のみなさんにとってはごく日常的な場面の1つ1つについても、感覚・知覚がはたらいています。どの教室なのか、何の授業で要点は何なのか、課題の内容は何なのか。それぞれの認識に関与する感覚・知覚のはたらきがあるからこそ、教室に入る、席につく、ノートをとる、課題をこなすことができます。

　看護にも同じことが言えます。患者さんの状態を、見て聞いて触れて把握し、それに基づいて必要かつ効果的な看護を行うことが基本だからです。感覚・知覚と行動の連携、その中で私たちは様々な人生経験を積み、成長を遂げていきます。

　本章では、視覚を例に、感覚・知覚とはどんなはたらきなのか、またその特徴は何か、さらにそのはたらきが失われた場合、どのような症状が生じるかについて概説します。

1. 感覚・知覚のはたらき：視覚を例に

A. 日常経験の中の感覚・知覚

　1本のボールペンを見ることを想像してみてください。丸みを帯びた3次元の形、その色や透明感、置いてある位置などが把握できます。触れば硬さが、押せば動きが、たたけば音が感知できます。また、ボールペンという名前の筆記具であることもわかりますし、必要ならその使い勝手も話せるはずです。例えば、こうした経験は**感覚・知覚**のはたらきによってもたらされています。

　このようなはたらきは、視覚からボールペンの形や色といった特徴を捉える脳（中枢神経系）の活動を起点に起こりますが、例えば**記**

憶のような脳の他の活動とも関係します。見たものに対して、名前
や使い勝手の認識を持つことができるのはそのためです。なお、具
体的で生生しい経験としての感覚・知覚がどのような神経活動から
生み出され意識されるのか、その詳しいしくみはまだわかっていま
せん。

B. 行動を起こす手がかり

　例えば、コンサートのチケットを予約するという行動は、イン
ターネットでコンサート情報を確認する、という感覚・知覚のはた
らきがあるからこそ、その行動を起こすことができます。このよう
に、感覚・知覚は行動を起こす手がかりの1つとして機能します。
　ところで、この感覚と知覚ですが、それをつかさどる神経系の構
造や機能から、視覚で言えば、形や色など物の特徴を捉える基本的
な神経活動（処理）を**感覚**、その後に続くと考えられる、名前や使
い勝手の認識などをもたらす神経活動全般を**知覚**、というように区
別する場合があります。
　しかし、日常経験の中で機能している感覚・知覚の説明において
は、両者を区別しなくともまったく不都合はありませんし、区別す
れば説明も煩雑になります。そこで本章では、感覚と知覚を1つの
過程ないしはたらきとして扱います。

C. 固有の受容器が存在する神経経路

　感覚・知覚には、受容器と呼ばれる細胞が関係します。この細胞
は、光や音などの私たちをとりまく環境からの刺激、あるいは体の
揺れや痛みなど私たち自身の状態に対して、個別に電気信号を発生
しています。なお、インパルスと呼ばれるこの電気信号こそ、受容
器が集めた刺激を脳で処理する際に用いられる情報となります。
　視覚は眼球の網膜に存在する2つの細胞、光の量に対して電気信
号を発生する桿体と、光の波長に対して電気信号を発生する錐体の
活動に始まります（図1-1）。この2つの細胞は光受容器と呼ばれ、
光に対して電気信号を発生させるはたらきを持つ固有の細胞である

ため、視覚は感覚・知覚の１つとされます。

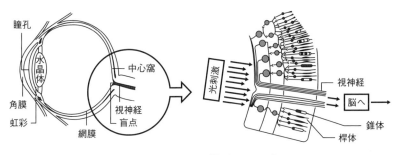

図1-1　光受容器（梅本，1993）

　このように、特定の刺激に対して個別に電気信号を発生させる固有の受容器の存在を根拠として、感覚・知覚は五感として知られる視覚、聴覚、味覚、嗅覚、皮膚感覚の他、平衡感覚、運動感覚、内臓感覚からなり（表1-1）、周囲の状況や体の状態把握に機能します。

表1-1　感覚・知覚の種類（太田・行場，2018）

感覚	感覚体験の違い（モダリティ）	受容器	適刺激
視覚	明るさ、色、形、動きなど	光受容器（網膜の錐体、桿体）	可視光（電磁波）
聴覚	音の大きさ、高さ、音色など	蝸牛内の有毛細胞	可聴音（音波）
味覚	酸、塩、甘、苦、うま味	味蕾中の味細胞	水溶性物質（化学刺激）
嗅覚	ハッカ、ジャコウ、腐敗臭など多様	鼻腔内の嗅細胞	揮発性物質（化学刺激）
皮膚感覚	触、圧、温、冷、痛など	マイスナー小体、パチニ小体、自由神経終末など	圧力、熱、侵害刺激など
平衡感覚	揺れ、ふらつきなど	三半規管内の有毛細胞	重力、頭部・身体の傾きなど
運動感覚	動き、重さなど	筋紡錘、ゴルジ腱器官、前庭器官など	重量刺激、張力、加速度など
内臓感覚	空腹、満腹、渇き、痛み、尿意、便意など	自由神経終末、機械受容器など	機械的、化学的、侵害刺激など

D. 視覚の世界を生み出す神経経路

　光には粒子としての性質と同時に、波打って進む性質（波長）があります。光受容器が存在するのは、その2つの性質を刺激として受容し、それによって明るさや色という経験を生み出すための進化と考えられます。地球をとりまく宇宙には様々な波長の光があり、電磁波と呼ばれます。そのうち波長が約380〜780 nm（1 nm：10億分の1 m）の電磁波は、視覚情報として利用可能なため可視光線と呼ばれます（図1-2）。

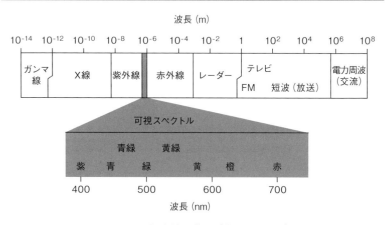

図1-2　可視光線の範囲（大山，2007）

　可視光線は角膜や水晶体（図1-3）といった眼球組織を通過した後、網膜の光受容器で電気信号に変換されます。その後、電気信号は視神経により視交叉と呼ばれる神経組織を通過します。その際、角膜・水晶体はレンズのように機能して上下左右逆に写すため、例えば、視野の左側の情報は網膜の右側に写り、そこで発生した電気信号は種々の組織（外側膝状体や視放線）を経て、右の後頭葉へ伝達されます。同様に、視野の右側の情報は網膜の左側に写り、そこで発生した電気信号は左の後頭葉へ伝達されます。

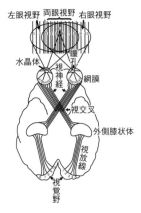

図1-3　視野と視覚経路の関係（無藤他，2018）

　後頭葉には異なる処理を行う5つの領域のあることが知られていますが（第1次視覚野〜第5次視覚野）、この5つの領域と関連して、空間情報の処理（物の位置や運動の認識）を行う背側視覚路（頭頂葉方向に広がる経路）と、刺激の特徴処理（物の形や色の認識）を行う腹側視覚路（脊髄方向に広がる経路）という2つの処理経路があることも知られています。

　こうした視覚野の構造と機能によって、私たちがふだん当たり前の経験として目にしている物の形、明るさや色、立体感や奥行き、位置や動きなどで捉える視覚の世界が生み出されていると考えられます。

2. 感覚・知覚の特徴：視覚を例に

A. 形を認識するはたらき

　形の認識は、網膜像（網膜に写る像）の形が手がかりとなります。

しかし、これは正確に外界を写しとるしくみではありません。例えば、これまで数多く発見されてきた幾何学的錯視（図1-4）と呼ばれる図形が示すように、視覚を通じて認識した形と実際の形状にズレのある場合が多々あるからです。

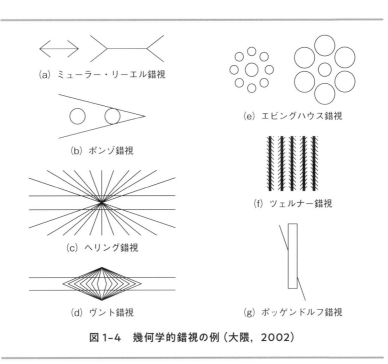

(a) ミューラー・リーエル錯視

(b) ポンゾ錯視

(c) ヘリング錯視

(d) ヴント錯視

(e) エビングハウス錯視

(f) ツェルナー錯視

(g) ポッゲンドルフ錯視

図1-4　幾何学的錯視の例（大隈，2002）

　また、実際には別個の物が、あるひとまとまりとして処理される傾向もあり、例えば空間的に近いもの（近接の要因）、同じ特徴を持つもの（類同の要因）、閉じた空間を形作るもの（閉合の要因）はひとまとまりのものとして、直線や曲線のようになめらかなつながりを持つもの（よい連続の要因）は連続するものとして認識されます。こうした傾向は**ゲシュタルト要因**と呼ばれます（図1-5）。

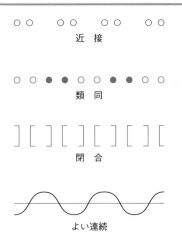

図1-5 ゲシュタルト要因の例（大隈，2002）

B. 色を認識するはたらき

物を見る時、私たちは明瞭に色を意識します。しかし、自然界に存在するのは波長の異なる電磁波だけで、私たちが意識している"色"というものは存在していません。色があるように見えるのは脳のはたらきによるものです。

色を認識するしくみの1つは、可視光線のうち波長の短い光、長い光、その中間の光に対して、錐体が電気信号を発生させるはたらきにあり、**ヤング・ヘルムホルツの3色説**と呼ばれます。最終的に視覚野でそれぞれ菫（濃い紫）、赤、緑と認識されます。また、その3パターンの電気信号の組み合わせによって、私たちは様々な色を認識することができます（光の3原色）。

もう1つのしくみは、網膜以降に存在する、赤と緑、黄と青、白と黒をそれぞれ1つのペアとする色の処理過程であり、**ヘリングの反対色説**と呼ばれます。例えば、赤い色を数十秒見つめた後に、白色の面を見ると補色の緑色が見えます（補色残像）。この現象は前述の3色説での説明は困難ですが、反対色説では、補色の関係にある

色はペアで処理されるという色の処理過程があり、上記の例の場合、赤の処理が終了すると緑の処理が開始されるためと説明できます。

　こうした2つのしくみがはたらくことによって（段階説）、私たちは日々様々な色を認識していると考えられています。

C. 3次元空間を認識するはたらき

　光受容器は網膜の奥に平面的に分布するため、網膜像は2次元となります。しかし、眼球運動に関連して生じる情報（図1-6）や、環境の特徴に関連する情報（図1-7）を統合することによって、立体感や奥行き感など、私たちの暮らす3次元空間を認識していると考えられています。

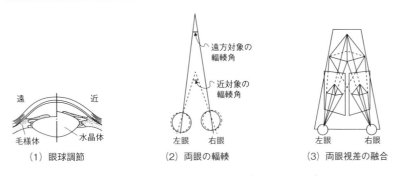

図1-6　眼球運動に関連する情報（大隈，2002）

　眼球運動に関連する情報は3つあります。1つ目は、焦点を合わせるために、近くを見る時は水晶体をふくらませ、遠くを見る時はうすくするように機能する毛様体筋の筋運動情報（調節）。2つ目は、1つ1つの対象に視線を合わせる度に生じる、左右の眼球がなす視線の角度の違い（輻輳）。そして、3つ目が左右の網膜に写る網膜像の形の違い（両眼視差）です。

　他方、環境の特徴に関連する情報には、相対的大きさ、重なり合

い、線遠近法、きめの勾配、大気遠近法、陰影などがあり、こうした情報が立体感や奥行き感など、3次元空間を認識するための手がかりと考えられています。

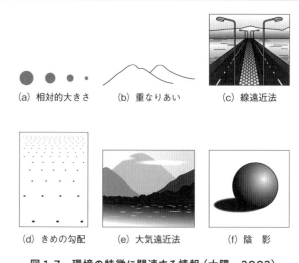

図1-7　環境の特徴に関連する情報（大隈，2002）

D. 動きを認識するはたらき

　客観的に動いている対象の運動認識については（実際運動の知覚）、感知可能な速度があるため、時計の短針のように遅すぎる動きも、蛍光灯の点滅のように速すぎる動きも捉えることができません。よって、時計の短針は止まっているように見え、蛍光灯の明かりはついたままに見えます。

　なお、静止物に動きを感じる現象もあります。例えば、暗闇で（実際には）静止している小さな光点を観察するとちらついて見えます（自動運動）。また、映画やテレビの画像はすべて静止画ですが、連続提示することでなめらかに動いて見えます（仮現運動）。他にも、隣の電車が動いたにもかかわらず、停止している自分の乗る電車の方

11

が動いているように感じる現象（誘導運動）などがあげられます。

E. 刺激の変化を補正するはたらき

　環境は常に変化しています。1つのものを見ていても、時間経過により網膜に当たる可視光線の強さや波長は変化しますし、自分が動けば、そのぶんの変化が生じます。そこで、環境や自己の状態変化によらず、その物の特性は変わらない、と処理するはたらきが必要となり、**恒常性**と呼ばれます。

　例えば、ドアは、視覚を通じて得られる情報である網膜像を手がかりに形を認識します。ただし、網膜像に写る形は、ドアが開くのに従い、長方形から台形、最後は1本の線のように変化しますが、形の恒常性がはたらくことで、ドア自体の形は変わらないと認識できます。他にも、目の前の1円玉と、1m先の1円玉が同じ大きさに見えるのは大きさの恒常性がはたらいているためです。

　視覚の場合、形や大きさの他、色、明るさ、位置や方向の認識において、恒常性がはたらくことが知られています。

3. 感覚・知覚のはたらきが失われた時：視覚を例に

A. 形、立体感や奥行き感などを認識するはたらきの喪失

　視覚に何らかの症状が起こる場合、眼球や網膜あるいは視神経などの構造や機能に原因のあることが多々ありますが、視覚情報が処理される後頭葉に原因のあることもあり、**視覚認知障害**と呼ばれます。

　例えば、物の形を捉え、それが何であるかを認識する、というような視覚の基本となるはたらきが失われると、見た物の形がわからなくなったり、形はわかってもそれが何かがわからなくなったりすることが知られており、**視覚失認**と呼ばれます（Benson & Greenberg,

1969)。

　3次元処理についても同様で、そのはたらきが失われた場合、身の回りにある物すべてが平たく、見える世界に奥行きが感じられなくなります。この症状は**立体視障害**と呼ばれます（Riddoch, 1917）。

B. 位置や動き、視野全体を認識するはたらきの喪失

　物の位置を認識するには、対象と自分との距離、さらに、その方向を処理することが必要です。視覚機能の1つとしてのこのはたらきが失われると、物は見えてもそれに手を伸ばして触れたり、つかんだりすることができなくなります。この症状は視覚性定位障害と呼ばれます（Holmes, 1918）。

　また、物は見えても、動きが捉えられないといった症状が起こる場合もあり、運動知覚障害と呼ばれます（Zihl et al., 1983）。

　さらに、既述の通り、視野の右側と左側は別々に処理されますが、そのいずれかに欠損の生じる症状があります。その際、視覚情報は他の感覚情報よりも優先される傾向があることと関連して、例えば見えなくなった視野の側からもたらされる体の情報は意識されない場合があり、その特徴から半側空間無視と呼ばれます（Ogden, 1996）。

C. 関連する記憶機能や顔を認識するはたらきの喪失

　目を閉じたり、視線をそらしたりすれば、それまで見えていたものは感覚記憶の消失により見えなくなります。これは決して不都合なことではありません。次々ともたらされる刺激（情報）のうち、さしあたり必要でないものを排除するはたらきは、認知効率をあげる上で欠かせない機能です。

　ところが、目を閉じても視線をそらしても、それまで見ていた物がある一定時間（例えば数分間）見え続ける症状を示す場合があり、反復視と呼ばれます（Bender et al., 1968）。

　あるいは、物は見えても顔というパターンだけがうまく捉えられない症状があることも知られています。つまり、他人の顔はもとよ

り、鏡に映った自分の顔でさえ認識することができない症状がこれにあたり、相貌失認と呼ばれます（Bodamer, 1947）。

　記憶にある顔は思い出せても、当人が目の前にいると誰なのかわからない、体全体を見ればその動物が何かがわかるものの、顔だけではわからない、などの特徴が知られています。

参考文献

Bender, M. B., Feldman, M., & Sobin, A. J. (1968). Palinopsia. *Brain*, **91**, 321–338.

Benson, D. F., & Greenberg, J. P. (1969). Visual form agnosia : A specific defect in visual discrimination. *Archives of Newrology*, **20**, 82–89.

Bodamer, J. (1947). Die Prosopagnosie. *Archiv für Psychiatrie und nervenkrankheiten*, **179**, 6–54.

　（Ellis, H. D., & Florence, M. (1990). Bodamer's (1947) paper on prosopagnosia. *Cognitive Neuro-psychology*, **7**, 81–105).

Grueter, T. (2007). Forgetting Faces. *Scientific American Mind*, August 2007, 69–73.

　（横山春彦（2008）．顔が覚えられない「相貌失認」という障害　日経サイエンス 2008 年 1 月号臨時増刊「心のサイエンス 03 号」, 40–45）

Holmes, G. (1918). Disturbances of visual orientation. *The British Journal of Ophthalmology*, **2**, 449–468, 506–516.

無藤隆・森敏昭・遠藤由美・玉瀬耕治（2018）．心理学（新版）　有斐閣

Ogden, J. A. (1996). *Fractured Minds : A Case-study Approach to Clinical Neuropsychology*. Oxford : Oxford University Press.

大隈靖子（2002）．人は環境をどのようにとらえるか　古城和子（編）（2002）．生活にいかす心理学（Ver. 2）（pp.5–14）　ナカニシヤ出版

太田信夫（監）・行場次郎（編）（2018）．感覚・知覚心理学　北大路書房

大山正（編）（2007）．実験心理学——こころと行動の科学の基礎　サイエンス社

Riddoch, G. (1917). Dissociation of visual perceptions due to occipital injuries, with especial reference to appreciation of movement. *Brain*, **40**, 15–57.

梅本堯夫・大山正（編）（1993）．心理学への招待　サイエンス社

Zihl, J., von Carmon D., & Mai, N. (1983). Selective disturbance of movement vision after bilateral brain damage. *Brain*, **106**, 313–340.

演習授業用課題

◆ふだん、ことさら意識することなく行っている自分自身の行動の
うち、感覚・知覚に関わる部分とそれによって新たに起こした
行動は何か。また、その両方がどのように連携しあっているか。
みんなで実例を出しあってみましょう。

◆特定の視覚障害を例に、その症状を有する患者さんにとって、
どのような支障や困難があると考えられるか、また、どのような
支援が考えられるか。看護を行う立場から話しあってみましょ
う。

推薦図書 📖

鳥居修晃『視覚の心理学』（サイエンス社，1982）

　視覚の構造と機能、その研究の歴史、あるいは開眼手術の報告例など、豊富な知見
が体系的かつ網羅的に解説されています。視覚の基礎から学びたい方にとって豊富な
知識が得られます。

本田仁視『視覚の謎——症例が明かす〈見るしくみ〉』（福村出版，1998）

　見たものがわからない、顔がわからないなど、脳の視覚処理に起因する視覚障害が
数多く収録、紹介されています。視覚の症例に関心があれば、発症のメカニズムも含
め、新たな知識が得られます。

**シェパード，R. N.／鈴木光太郎・芳賀康朗（訳）『視覚のトリック——だまし絵が語
る〈見る〉しくみ』**（新曜社，1999）

　メンタル・ローテーション（心的回転）という実験課題による、イメージ研究で著
名なシェパードの著書。愉快なエピソードをはじめ、自作のデザインや絵が多数収録
されています。視覚の面白さと不思議さをあらためて認識することができます。

人は『からだ』をどのように
経験しているのだろうか

樋口佳栄

　私たちのからだには、身体・体・身・肉体などいろいろな表現があります。また、それぞれの表現から立ち上がるイメージは少しずつ異なっているように感じられます。からだにはそれだけ様々な側面があるのだということかもしれません。その根底には常に、視る、聴く、あるいは触れるといったような、からだが持つ感覚を通した経験があります。みなさんは、苦しい時、誰かに背中をさすってもらうことでなんだか少し楽になったことがありませんか。誰かの手と私の背中、そこに起こることって何でしょうね。そのようなことに関連した私の経験をご紹介したいと思います。

　皆さんは胃内視鏡という検査をご存知でしょうか。直径1cmほどの長い管を口や鼻から胃まで入れて、胃の中を直接診る検査です。

　私は以前その検査を受けました。初めてのことなので、とにかく医師の言う通りにしました。口が開いたままになるようにマウスピースを加えると、そこから太い管が喉に押し込まれてきました。飲み込んでと言われたので、飲み込もうとするのですが、喉は急に入ってきた管を押し返そうとしました。反射的にぐえっという音が喉の奥から勝手に出てきます。

　喉に入ってくる管の刺激、喉の反射、勝手に出てくるぐえっという音、苦しさで勝手に動いてしまうからだ…。あちこちから思いがけない感覚が突然湧いてくるのです。自分のからだなのに、内側では勝手に動いて、ばらばらになりそうな感じがしました。とにかくそれが苦しかったのです。そこに、ふと肩と腰のあたりに温かな感触が感じられました。それは、押さえつけるという感じではなく、ふわりとしながらもしっかりとした感触でした。看護師さんが腰のあたりに自分の手を置いてくれたのです。

　その一瞬のことが忘れられません。助かった！と思ったからで

す。私は皮膚の内側から、その温かさを感じとりました。その場所のイメージは、厚い雲の上にほんのりおひさまの明るさが見えている感じに似ていました。その『ほんのり温かいおひさま』に意識を寄せることで、『ばらばらになりそうだった からだ』は、かろうじて『私の からだ』として束ねることができる感じがしました。

　さらに管が動かされ、からだのあちこちが勝手に反応して苦しさがどっと襲ってくると、その手はその苦しさを察知したように、柔らかにリズムをとりながら、とん、とん、と軽くタップしてくれました。『とん、とん』という軽やかに皮膚を打つ刺激は、まるで、吹きこぼれそうな鍋に、差し水をするかのように、苦痛の沸点をふとそらしてくれました。的確に表現することが難しいのですが、自分のからだをその『とん』に集めることができたというような…。

　手の温かさと『とん、とん』は、検査の間中、苦しさをやり過ごし、『私のからだ』を保つ拠りどころとなりました。看護師さんの手の温かさは、看護師さんのものでありながら、私の『からだ』が感じた『私自身のからだ』でもありました。とん、とんという感覚は、看護師さんから発せられたものでありながら、私のからだを1つにまとめてくれた『私自身の感覚』でもありました。他者の身体と私自身の身体が一体となって現れたような『拠りどころ』でした。

　私たちは、他者のからだと、意識する／しないを問わず、自分が思っているよりはるかに豊かに呼応しあっているようです。「"生きたからだ"の実感（リアリティ）を感じあうことができたら、看護という仕事が元来持っていた瑞々しさを回復できるかもしれない」と佐藤は述べています（佐藤, 2014, p. ⅷ）。からだの在りように目を向けることは、看護の実践を語る上でとても重要な視点です。

　からだについて説明を試みる理論を学びながらも、時には枠組みに囚われずに経験そのものに目を向けて丁寧にありのままを表現し記述してみると、まだまだ新たな発見があるかもしれませんね。

【参考文献】
佐藤登美・西村ユミ編（2014）. "生きるからだ"に向き合う──身体論的看護の試み　へるす出版

第2章

記憶

寺澤孝文

　大学に入学して数ヵ月、大学生活への不安も入学前に比べ
て緩和してきたように感じる。そろそろ前期試験の準備も始
めなければ。教科書に書いてあることを暗記すればよかった
高校までの試験勉強と違い、レポート課題も多く提出される
し、専門用語もたくさん覚えなければならない。もともと記
憶力に自信がない方で、なにかいいコツはないものか……。

大学生活は、授業はもちろんですが、サークルやアルバイトなど思った以上に忙しいものです。あっという間に、期末試験が来てしまいます。ですからテストでは、短い勉強時間で効率的によい点を取りたいと思うでしょう。一方で、将来、医療従事者として働くことを目指すみなさんにとって、期末試験よりも重要なものは資格試験です。どちらのテストでも"記憶"を使いますが、2つのテストで使われる記憶は実のところ特徴が大きく異なる、別の種類の記憶です。そして、効率的な学習方法も記憶の種類によって大きく異なります。本章では、記憶の種類の解説に加えて、最近注目を集め始めている教育ビッグデータの研究成果を基にして、期末試験で良い点を取るための学習法と、資格試験のための効率的な学習法を紹介していきます。

1. 記憶の種類

A. 記憶区分の概要

　きれいな花を咲かせる植物の分類は、目に見える特徴の違いで分類できますが、人の記憶はそうはいきません。見えないものを明らかにしていくため、心理学は、様々な学習条件を設定し、条件に対してそれぞれのテストの成績がどう変わるのかを記述し、その特徴を手がかりに記憶の分類をしてきました。ですから、新しいテストや測定法が開発され、新たな事実が報告されることで、それまでの理論が覆されることもあります。本章で紹介する記憶の区分は、記憶研究の中で長く受け入れられてきたものですが、現時点においてもまだ仮説です。

以下では、まず大きな記憶の分類として、**短期記憶**と**長期記憶**の分類を紹介します。みなさんが勉強して身につけようとしているいわゆる知識は、長期記憶に該当します。長期記憶は、さらに、一夜漬けの勉強の成果の基となる**顕在記憶**と、資格試験などで必要となる実力や言語活動の基盤となる**潜在記憶**に分けられます。長期記憶の分類には、顕在記憶と潜在記憶の区分以外に、**エピソード記憶**と**意味記憶**（Tulving, 1972）、**宣言的記憶**と**非宣言的記憶**（Squire & Knowlton, 1995）等、研究者ごとに様々な理論や区分が提案されており、そもそも区分は必要ない（記憶は１つ）という主張もあります（Anderson, 1983）。この長期記憶に関する区分の論争は 1990 年代には収束し、それ以降は、顕在記憶と潜在記憶の区分で落ち着いている状況です。

Ｂ. 短期記憶と長期記憶

　友だちの電話番号を口づたえに聞いて、電話帳に記録しようとする時、何度も口の中で番号を反復していることがあります。その間にちょっと別の話をされると、途端に番号がわからなくなってしまいます。一方、何年も会っていない小学校の担任の先生や友だちの名前はいつでも思い出せます。繰り返していないとすぐに消えてしまう記憶と、一度覚えたらほとんど消えない記憶があることは、経験的にわかると思います。記憶研究では、前者が**短期記憶**（Short Term Memory）、後者が**長期記憶**（Long Term Memory）といって理論的に区別されています。以下では、短期記憶と長期記憶を、２つの記憶貯蔵庫（箱）とみなす**二重貯蔵モデル**（Atkinson & Shiffrin, 1968）にそって、両記憶の関係と特徴を説明します。

　二重貯蔵モデルによれば、外界から入ってくる情報は、図 2-1 のように、まず短期記憶と呼ばれる貯蔵庫に入ります。それは容量が小さく、入った情報は、比較的すぐに消えてしまう特徴を持つとされています。ただし、そこで何度も繰り返しリハーサル（反復）された情報や、意味が付与された情報は、容量が大きな長期記憶という貯蔵庫に転送され、そこに入った情報はずっと残ると考えられています。

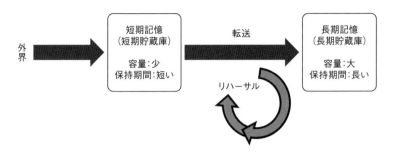

図 2-1　二重貯蔵モデルの概要

C. 短期記憶の特徴

　短期記憶は容量が小さく、覚えていられる数字や、単語の数は 7 ±2 個が限界と言われています。ただし、この数は不思議な特徴を持ちます。例えば、初めて見る電話番号は見直さないと一度ではなかなか入力できません。それは電話番号の 10 ケタの数字は、7±2 を超えるので、短期記憶からあふれてしまうからです。ところが、自宅でタクシーの電話番号を入力しようとしたら、一度で入力できてしまいます。それは、市外局番が一つの意味のまとまり（**チャンク**）をつくるためです。短期記憶の容量を表す 7±2 の数字は、単なる対象の数ではなく、チャンクの数を表しています。この数は、年齢の影響を受けないとも言われており、**マジカルナンバー 7±2** と呼ばれています（Miller, 1956）。

　この短期記憶はそのままにしておくと消えてしまいます。消えないようにするには、リハーサル（反復）が必要です。それも、機械的に繰り返しているだけではなかなか長期記憶には転送されません。なぜなら、言葉が意味的にまとまった構造を持つように、外界の情報が意味的に符号化（意味が付与）されないと長期記憶に入らないと考えられているからです。例えば、歴史年表を覚える時に、応仁の乱が起きた 1467 年を「人世空しく応仁の乱」と語呂合わせで覚

えるとスッと覚えられるのは、年号が意味的に符号化されて長期記憶に入りやすいからです。なお、短期記憶は単なる記憶の貯蔵庫ではなく、長期記憶の知識を使って計算や作業を行う機能を持つことから、**ワーキングメモリ**と言われることもあります。

D. 長期記憶の特徴

　一般に知識と言われる情報は、**長期記憶**として蓄えられています。長期記憶の容量は非常に大きく、一度長期記憶になった情報は、ずっと残ると考えられています。現在広く受け入れられている**意味ネットワーク理論**（e.g., Anderson, 1983）では、長期記憶は、言葉（概念）を最小の単位として、それらが意味的につながった、ネットワーク的構造をなしていると仮定されています。人は"牧場"という言葉を聴くと、"牛"や"ミルク"という言葉を連想しますが、それは"牧場"という言葉と"牛"や"ミルク"という言葉が、図2-2のように近くでつながっているため連想できると説明されます。

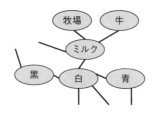

図 2-2　意味ネットワーク理論で表現される知識の例

　意味ネットワーク理論では、人が言葉や知識を思い出したり、連想するしくみは、**活性化の拡散**という考え方で説明されます。例えば、"牧場"という言葉を聞くと、"牧場"という概念（**ノード**）が活性化し、認識できるレベルになります。さらにその活性化は、意味的なつながり（**リンク**）に沿って、伝播していき、近くの概念を活性化します。その活性化が一定のレベルまで上がるとその概念が思い

つく状態になると考えるわけです。

　意味ネットワーク理論では、人間の知識は言葉がつながった文章（命題）で表現されていると考えます。私たちが会話をしたり、論述式の試験に解答できるのは、話したり書いたりする文章が頭の中に備わっており、それを取り出して使えるからとされています。もしそうであれば、辞書に書いてある言葉をすべてコンピュータに記録することで、人間と同じような会話ができるようになるはずです。ところが実際のところ、そうはいかないのです。大量の言葉の知識を入れていくと知識の中に矛盾が出てきたり、人間には理解できる"ニュアンス"と言われる、言葉では表せない感覚の違いも説明できないのです。最近注目されている **AI（人工知能）** も、だいぶ自然に人と会話ができるようになっていますが、それでもまだまだです。

　意味ネットワーク理論では、長期記憶は単一の構造であり、それ以上分類は必要ないと仮定しています。ところが、20 世紀の終わり頃から、長期記憶は 2 つの記憶に分けられるという考えが浸透してきました。それが、**顕在記憶**と**潜在記憶**という 2 種類の記憶です。

2. 顕在記憶と潜在記憶

A. 一夜漬けは顕在記憶、実力は潜在記憶

　顕在記憶と**潜在記憶**の違いは、定義的には、思い出す時 **"想起意識"** を伴うか伴わないかで区別されています（Graf & Schacter, 1985）。想起意識は、ある学習エピソードを自分の経験として思い出している意識とされています。具体的には、試験で前日に勉強した内容を思い出そうとして、「教科書のあの図の下に書いてあったことだよなぁ」などと思い出しながら答えを書くことがあります。その時の意識が想起意識で、そういった一生懸命思い出そうとして出てくる記憶が顕在記憶です。一方、模擬試験等の実力テストは、問題の内

容をいつ学習したのか思い出せなくても、勉強した分だけ成績が上がります。人が言葉を話す時も、言葉を習得した時のことなど全く思い出せなくても、流暢に言葉が出てきます。このように、問題を見て"浮かんでくる記憶"が潜在記憶です。以下では、それぞれの記憶の測定（テスト）方法と特徴を紹介します。

B. 顕在記憶

　顕在記憶と潜在記憶のうち、一般に記憶と言われているのが**顕在記憶**です。年齢が上がるにしたがって、昨日の夕食に食べた料理を思い出すのに時間がかかるようになります。そのような、ある特定のエピソードの内容を思い出す時に使われるのが顕在記憶です。

　顕在記憶を測定する代表的なテストとしては、**再生テスト**と**再認テスト**があげられます。「昨日の夕食に食べたものを思い出してください」という質問は、再生テストの質問と同様です。一方、再認テストというのは、昨日「ラーメンを食べましたか？」「カレーを食べましたか？」というように、何らかの学習（経験）をしたことについて、一つひとつ確認を求めるテストです（実験では単語などのリストの学習が求められ、それについてテストされます）。再生テストや再認テストのような課題は、特定のエピソードの記憶を直接思い出すことが求められるため、その記憶は**エピソード記憶**とも言われます（Tulving, 1972）。

C. 潜在記憶

　潜在記憶は資格試験のような実力テストや、言語の基盤になる記憶です。学習したエピソードは直接思い出せなくても、学習することによりテストの成績は上がります。その成績に現れる学習の効果が潜在記憶です。

　顕在記憶と潜在記憶は共に、ある特定のエピソードの影響として検出される記憶ですが、その測定方法が違うわけです。学習したエピソードを思い出す場合は顕在記憶が、学習した内容についての解答が求められる場合は潜在記憶が測定されます。

例えば、記憶実験で「だいどころ」等の言葉をたくさん学習した後に、「今覚えた言葉を書き出してください」と言われた場合は、顕在記憶を測定するための課題です。一方、その学習から1〜2週間後に、語彙テストとして前に学習した内容に関する「だ□ど□ろ」のような虫食い語の穴埋めが求められる場合は、潜在記憶を測定するための課題となります。2週間前に一度だけ覚えた言葉などは、たいてい思い出せません。ところが、学習したことに触れずに語彙テストとして穴埋め問題を解くと、学習しなかった場合に比べて、明らかに正答率が上がるのです。その場合に、潜在記憶が検出されたというわけです（成績の上昇は**プライミング効果**と言われます）。

D. 顕在記憶と潜在記憶の特徴

顕在記憶と潜在記憶の特徴の違いは顕著です。例えば、一夜漬けでテストに臨む時、みなさんは内容を一生懸命覚えようとして勉強するはずです。覚えようとしなければ、テストではよい点は取れません。ところが、潜在記憶は、覚えようという意図（**記銘意図**）を持っても、持たなくても、学習効果には差が出ないことが知られています（太田，1991；Roediger & McDermott, 1993）。つまり、一生懸命覚えようとするのか、あるいは見流す程度に学習するのかで資格試験の成績（潜在記憶）には差が出ないということです。

例えば、実験室研究で、単語を覚える時、その形（形態）に注目するか、読み（音韻）、意味に注目するかという覚え方の効果（**処理水準の効果**）は、顕在記憶には確実に現われますが、潜在記憶にはごくわずかな影響しか現われません。覚え方で成績が変わるのは一夜漬けの学習（顕在記憶）であり、実力テスト（潜在記憶）にはほとんど影響が出ないのです。

一般に記憶はすぐ忘れてしまう（忘却される）と言われますが、それは顕在記憶のことで、潜在記憶は簡単には消えません。記憶が保持される期間は、2つの記憶で極端に違います。典型的な例は、**エビングハウスの忘却曲線**（Ebbinghaus, 1885）にもはっきりと表れています。エビングハウス（Ebbinghaus, H.）は、自分自身が実験台になっ

て、アルファベットの "XZU" のような意味のない**無意味つづり**を
たくさん用意し、それをすべて覚えるのにかかった時間を基に、最
初の学習の効果がどのように減っていくのかをグラフにしました。
それが図2-3に示した忘却曲線です。

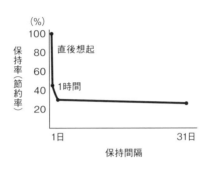

図2-3　エビングハウスの忘却曲線（Ebbinghaus, 1885）

　図のように最初100％あった学習の効果は1日もしないうちに3
割程度まで落ちてしまいます。このすぐに消える記憶は**顕在記憶**で
す。一方、図2-3の成績は31日経過した時点でも2割程度残ってい
ます。この部分が**潜在記憶**です。忘却曲線は2つの記憶の特徴を表
しており、潜在記憶がずっと残り続けることを示している点には注
意が必要です（川﨑・寺澤, 2019；寺澤, 2018）。ただし、一度の学習
の効果は潜在記憶としてずっと残りますが、それがテストで使える
ようになるためには、相応の学習の繰り返しが必要です。また、同
じ内容を1日に何十回も反復学習することは非常に非効率であるこ
とが最近の研究で明らかになってきています（寺澤・吉田・太田,
2008）。英単語の場合、1日に5回を超える反復学習は、実力テスト
に効果を持たないことなどが明らかになっています。

E. 驚くべき人間の潜在記憶能力

　潜在記憶の特徴として、一般的な常識とかけ離れる事実が多数報

図 2-4　出っ張っている部分は何個あるでしょう?

告され始めています。すなわち、言語化できない感覚的情報を人が数ヵ月単位で保持していることが明らかになっています。

　例えば、益岡らの一連の実験では、図2-4のような意味のない図を多数実験参加者に示し、とがっている部分が何個あるのかを数えてもらいます。それから1〜3週間後に、そこで見た図形と見ていない図形を混ぜて、ある課題に取り組んでもらいます。すると、見た図形と見ていない図形に対する課題の得点に明確な違いが検出できます（益岡・西山・寺澤, 2018）。また、ランダムに作られた3秒程度のメロディを聞き流し、1〜3ヵ月後に、聞いたメロディと聞いていないメロディを混ぜて同様の課題を行うと、文字通り劇的な差が検出されます（上田・寺澤, 2010）。同様の結果は、人の顔の線画を使った実験でも検出されています（西山・寺澤, 2013）。

　これらの事実は、私たちは対象に出会った瞬間に感覚的情報を脳に固定し、それを少なくとも月単位で保持し、瞬時にその情報を再構成する能力を持っていることを意味しています。自閉症にしばしば見られる、サバン症候群という障害があります。サバン症候群は、見たものをすべて思い出せる驚異的な記憶能力を持つことで一般的にもよく知られていますが、実のところそのような記憶能力を、私たち誰もが持っているということを上記の研究は示しています。

F. 年齢と共に記憶能力は落ちない！

　年齢と共に特定のエピソードを思い出す能力は落ちていくと述べましたが、それは顕在記憶の話であり、エピソードを直接思い出す

ことを求めず、潜在記憶の課題としてテストを行うと、高齢者の成績と大学生の成績はほとんど変わりません。つまり、潜在記憶は、年齢の影響をさほど受けないのです（石原，2000）。

　一見すると不思議な加齢の影響も、記憶が残り続けていると仮定すればうまく説明がつきます。つまり、記憶がずっと残り続けるとすれば、年齢はその人の持っている過去の経験量に対応します。経験をたくさん持つ高齢者が、その中にある１つのエピソードを思い出そうとする時、若者に比べてたくさんある似た記憶が、そのエピソードの想起を邪魔するわけです。つまり、頭に入れる（記憶する）能力は変わらないのですが、日々記憶は残り、歳と共にどんどん増えていくため、その中の１つのエピソードの記憶を思い出すのが難しくなっているだけと考えるとうまく説明がつきます。

3. 教育ビッグデータからわかってきた潜在記憶の積み重ね

A. 潜在記憶は自覚できないレベルで着実に積み上がる

　近年、ICT の進歩とタブレットやスマートフォン等の普及により、日常的に大量の学習データが個人ごとに収集できるようになりました。さらに、新しい測定技術（**マイクロステップ法**）により時系列条件がそろった大量の学習データも収集できるようになりました（e.g., 寺澤，2021；寺澤・吉田・太田，2007）。例えば、時系列条件がそろったデータを個人ごとに解析すると、図2-5のように学習者一人ひとりの成績の上昇がきれいに描き出せることがわかりました。図2-5は、３人の高校生が英単語を３週間学習した成績の変化を示しています。この成績の上昇は、学習者自身自覚できない微細な変化です。

　漢字や英単語などの語彙習得に関しては、ほぼすべての学習者で成績は上昇することが明らかになっています。英単語などの勉強は、なかなか覚えられないと思うことが多いですが、実のところ、

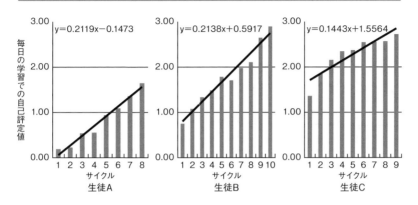

図 2-5　教育ビッグデータから描き出された個人の英単語学習の積み重ね（3 人の高校生の 3 週間分のデータ）

実力（潜在記憶）レベルの成績は自覚できなくとも確実に上昇し、どの学習者も完全に習得できることが保証できるようになりました。

　また、学習方法に関しては、実験室研究で示されている潜在記憶の特徴がほぼそのまま当てはまることがわかっています。例えば、覚えようとしない見流す程度の学習でも、実力レベルの成績は確実に上昇していきます（西山ら，2018）。

B. 学習スケジュールが資格試験の学習効率を決める

　高校では英単語テストがよく行われていますが、高校生は前日に同じ英単語を 10 回、20 回と反復してテストに臨んでいます。一夜漬けの学習効果（顕在記憶）は反復回数が多くなるほど成績も上がりますから、前日に何十回も反復すれば 100 点もとれます。

　ところが、同じ英単語を 1 日に 5 回以上繰り返し勉強しても、その効果は実力（潜在記憶）としては積み上がっていかないことが明らかになっています（寺澤，2021；寺澤・吉田・太田，2008）。このことからすれば、資格試験の成績を上げるには、1 日当たりの反復回数は少なくし、その代わりに種類を増やし、長い期間で学習回数を増やすようなスケジュールを組むことが効率的と言えます。1 日の中で

は、10 個の英単語を 10 回繰り返すより、100 個の英単語を 1 回ずつ学習する方が効率的と言えます。また、1 冊問題集を購入したら、最初のページから着実に覚える方法よりも、全体を網羅し、さらさらと問題を解いて、1 冊終わったらまた最初のページから繰り返す学習法が効率的と言えます。最初に戻ると学習したことは思い出せないので、不安になりますが、一度の学習で実力は確実に上がっていくと考えて、全頁を通して何度も繰り返す学習法が理想的です。

C. 新しいテスト原理で変わる教育

　勉強すれば成績が上がるとはよく言われますが、図2-5のように、英単語の勉強をやればやるだけ成績が上がっていくグラフは、従来のテスト法では描き出せません。そこには新しいテスト原理が必要です。例えば、従来のテストでは、たくさんある問題から一部の問題を取り出してテストが作られていますから、テストに出てこなかった問題の成績はわかりません。また、いつ学習をしたのかを考慮していないため、一夜漬け（顕在記憶）の効果も排除できません。そのため、今のテスト法で成績をグラフにしてもデコボコして見通しは得られず、学習者がどの問題を勉強すべきかもわかりません。

　新しいテスト原理は、たくさんある問題をすべて網羅し、その一つひとつについて、何度も学習とテストを繰り返し、その成績の（直線的）変動から、個々の問題ごとに実力を推定する方法です。何百もの問題の一つひとつをいつ学習し、それからどのくらいのインターバルをあけてテストをするのかという、膨大で詳細なスケジュールを年単位で作り出し、一定の時間間隔でテストデータを収集できるようにすると、一つひとつの問題ごとに成績の上昇が描き出せるようになります。英単語や漢字学習の場合、成績は直線的に上昇するため、回帰直線を予測関数にすると、その問題が実力レベルで最高点を超えたかどうかを正確に推定することが可能になります。最高点を超えた問題を学習から消していくことで（個別最適化処理と言います）、非常に効率的な学習ができるようになっています。図2-5は、同じスケジュールに割り振られた問題の成績の変化を平

均化したものです。

　本章で紹介した、潜在記憶（実力）の特長を生かした学習法と新しいテスト原理を導入することで、非常に効率的な学習を提供することが可能になります。このｅラーニングを全学で導入したある大学では、わずか５分程度の見流すような英単語学習が、総合的な英語力試験のスコアを有意に上昇させることを支持する結果が得られています（山本ら，2023）。

　このｅラーニングのしくみは英単語や漢字だけでなく、資格試験などすべての学習内容に適用できるもので、看護系のコンテンツを使ったｅラーニングも近い将来提供される予定です。そうなれば、いわゆる知識的な学習はすべてコンピュータとビッグデータに任せ、自分の成績の上昇を見ながら、やる気を持って、１人で知識の完全習得を実現できるようになります。それによって実習など、より実践的な教育活動に時間を振り向けていくことが看護教育では重要になってくるのではないでしょうか。

4. まとめ

　本章で紹介した潜在記憶に関する新しい事実は、これまでの記憶の常識を間違いなく変えていくと考えています。また、教育ビッグデータ等の新技術の導入により、教育の在り方も大きく変わっていくと思います。心理学が大切にしてきた、正確に客観的データを収集する方法論は、今後様々な分野で、重要になっていくと思います。近年、データサイエンスという研究分野が注目され始めていますが、統計やデータ解析のスキルを持ち、なおかつ人の欲求や行動特性にも強い関心を持つ心理学者は、そのような領域でも中心的役割を果たすはずです。

　人間の行動の基盤にある"記憶"に対して、これまで以上に関心を持っていただけたら幸いです。

参考文献

Anderson, J. R.(1983). *The architecture of cognition*. Cambridge, MA：Harvard University Press.

Atkinson, R. C., & Shiffrin, R. M.(1968). Human memory：A proposed system and its control processes. In K. W. Spence & J. T. Spence（Eds.）, *The psychology of learning and motivation*（Vol. 2）. New York：Academic Press, 89-195.

Ebbinghaus, H.(1885). *Über das Gedächtnis*. Duncker.

（エビングハウス，H. 宇津木保・望月衛（訳）(1978). 記憶について　誠信書房）

Graf, P., & Schacter, D. L.(1985). Implicit and explicit memory for new associations in normal and amnesic subjects. *Journal of Experimental Psychology：Learning, Memory, and Cognition*, **11**, 501-518.

石原治（2000）. 高齢者の記憶　太田信夫・多鹿秀継（編）記憶研究の最前線　北大路書房　267-283.

川﨑由花・寺澤孝文（2019）　英単語の学習効果に与える学習インターフェースとインターバルの影響　行動科学, **57**, 79-88.

益岡都萌・西山めぐみ・寺澤孝文（2018）. 視覚的記憶の長期持続性と変化検出過程への影響　心理学研究, **89**, 409-415.

Miller, G. A.(1956). The magical number seven, plus or minus two：some limits on our capacity for processing information. *Psychological Review*, **63**, 81-97.

西山めぐみ・寺澤孝文（2013）. 未知顔の潜在記憶　心理学研究, **83**, 526-535.

西山めぐみ・益岡都萌・田中優貴・牛　司策・寺澤孝文（2018）. 2秒に満たない学習で語彙力は確実に伸びていく　日本心理学会第82回大会発表論文集, 3PM-092.

太田信夫（1991）. 直接プライミング　心理学研究, **62**, 119-135.

Roediger, H. L., & McDermott, B.(1993). Implicit memory in normal human subjects. In F. Boller & J. Grafman（Eds.）, *Handbook of Newropsychology*（Vol. 8）. Amsterdam：Elsevier Science Publisher.

Squire, L. R., & Knowlton, B. J.(1995). Memory, hippocampus, and brain systems. In M. S. Gazzaniga et al.,(Eds.), *The cognitive neurosciences*. MA：MIT Press, 825-837.

寺澤孝文（2016）. 潜在記憶と学習の実践的研究　太田信夫・佐久間康之（監修）英語教育学と認知心理学のクロスポイント――小学校から大学までの英語学習を考える　北大路書房, 37-55.

寺澤孝文（2018）. 潜在記憶の測定法　日本基礎心理学会（監修）基礎心理学実験法ハンドブック　朝倉書店

寺澤孝文（編）(2021). 高精度教育ビッグデータで変わる記憶と教育の常識――マイクロステップ・スケジューリングによる知識習得の効率化　風間書房

寺澤孝文・吉田哲也・太田信夫（2008）．英単語学習における自覚できない学習段階の検出――長期に連続する日常の場へ実験法を展開する　教育心理学研究, **56**, 510–522.

寺澤孝文・吉田哲也・太田信夫（編）（2007）．マイクロステップ計測法による英単語学習の個人差の測定　風間書房

Tulving, E. (1972). Episodic and semantic memory. In E. Tulving & W. Donaldson（Eds.）, *Organization of memory*. New York：Academic Press, 381–403.

上田紋佳・寺澤孝文（2010）．間接再認手続きによる言語的符号化困難な音列の潜在記憶の検出　心理学研究, **81**, 413–419.

山本康裕・益岡都萌・宮崎康夫・寺澤孝文（2023）．e-learning と進級条件が大学生の英語力に与える効果――マルチレベル分析による評価　心理学研究, 94.

演習授業用課題

◆自分がこれまでやってきた勉強法と本章で紹介した勉強法の違いを話しあってみましょう。

◆潜在記憶の特徴と二重貯蔵モデルの仮定で一致しない部分を話しあってみましょう。

◆高齢者は自分の記憶力に自信を持てず、「どんどん能力が低下していく」と悲観的になりがちです。このように感じる背景にはたらく仕組みについて、上手に説明する方法を話し合い、みなさんのおじいさんやおばあさんに実際に説明してみましょう。

推薦図書 📖

太田信夫他編『英語教育学と認知心理学のクロスポイント』（北大路書房, 2016）
　語学学習に関しては、十分な根拠を基に学習方法を紹介する本は非常に限られています。本書は、脳科学やビッグデータに関する最新の研究成果を踏まえ、英語教育学と認知心理学の両分野の研究者が共同して英語学習のエッセンスを熱く議論しています。最新の研究成果の他、英語学習と記憶研究の強い関係も理解できます。

太田信夫編『記憶の心理学』（放送大学教育振興会, 2008）
　人間の記憶に関わる様々な現象や理論が端的にまとめられています。記憶や認知の全体像を把握する上で、わかりやすい本と言えます。

寺澤孝文編『高精度教育ビッグデータで変わる記憶と教育の常識』（風間書房, 2021）
　同じ英単語を1日に6回以上反復学習しても実力には効果がない、まとめて勉強するのに比べコツコツと勉強すると4倍も効率的であるなど、最新のビッグデータの研究からわかってきたことが紹介されています。

記憶

＋

第2章

認知障害、認知症と看護

清水裕子

　認知障害は、認知症の患者に見られる記憶障害と共に中核症状と呼ばれる症状です。認知とは、理解の他、計算、批評、推論、記憶などの脳機能を言い、特に、記憶や理解は、患者自身の意思を形成し、行動を決定する重要な機能です。認知は人の知的活動を行う機能であり、認知障害は、これらが障害されることです。認知障害は、知的水準が低下するため、いわゆる「痴呆」と呼ばれるに至った状態をもたらし、患者の行動のすべてにわたって影響をもたらします。

　この認知障害の状態は、一旦高まった知的水準が低下し、「できることができなくなった状態」であり、その人格まで貶められる場合があります。判断力や意志を失った患者は、人間らしい振る舞いや社会的な対応ができず、人としての尊厳が失われかねません。

　例えば、重度の認知症では人物を誤認し、伴侶や子どもを見知らぬ他人と思いこみ、攻撃的な態度や言葉を浴びせることがあります。一方、看護師や介護に携わる方を親しい人と誤認し、抱きついたり、好意的な態度を表すこともあり、看護や介護に支障をもたらします。また、おむつを食べてしまったり、洗剤を飲んだり、命に関わる誤認もあります。自らの意志を言えない、理解ができないだけでは対人的な問題は起きないかもしれませんが、多くの場合、介護に不慣れな家族や地域の人々では対応できないことが殆どです。認知症と診断された患者に認知障害が現れた時は、病院への入院を決断する時期であることが多いようです。

　この認知障害で留意すべきことは、「せん妄」との鑑別です。実は、認知障害の初期症状は、ぼーっとして焦点が定まらず、あたかも寝ぼけているような状態を示すことがあります。この寝ぼけたような状態は、意識の低下した状態であり、意識障害と呼ばれます。意識障害の程度は、Japan Coma Scale（JCS）で表されます。この

JCS が軽度の時、自分の名前が言えない、見当識障害があるなどの記憶障害が見られることがあります。患者が意志を表明できない、理解できていないと見える場合、せん妄である可能性があります。せん妄は、成人期の患者でも麻酔から覚醒する際や、老年期の患者では内服薬の量が多い場合にも現れます。また、脱水や熱中症など身体的な恒常性が保たれなくなった場合にも現れることがあります。せん妄の患者は、記憶障害がないため、せん妄状態にある時に受けた看護者や周囲の人々の言葉を鮮明に記憶しています。せん妄は数日続くこともあり、謂れなき言葉を受けた場合、回復後に傷ついた気持ちを持つことがあります。よって、看護師は、判定スケールなどを活用し、せん妄と認知障害の鑑別を明確にする技術を持つ必要があります。認知障害は、患者の状態の変化に伴ってコミュニケーション障害を有することが殆どです。患者自身が「洗剤を飲みます」とか「おむつを食べます」とは言いません。認知症の重度の時期では言葉を失っていることが多いのです。また、ジャーゴン言語という言葉にならない声を発して、意志を伝えようとすることもあります。しかし、それは意味を持たない声であるため、患者と意思疎通することはできません。このように、認知障害を有する患者は、周囲から孤立し、自らに残された意志も看護者に通じず、ニーズを満たすケアを受けにくい状態に至ります。看護は、患者のニーズを満たすことと言われますが、重症な認知症患者は、看護師にとっても手に負えない大きな問題を抱えています。このようなことから、看護師は認知障害の患者に対して、関わりにくい患者という偏見を持つため、偏見を回避するための正しい理解が重要です。

【参考文献】

清水裕子（2007）．看護学生の老年者との対話の問題と特徴　老年看護学，**11**（2），56-63.

清水裕子編（2013）．コミュニケーションからはじまる認知症ケアブック（第2版）　学研

太田富雄・和賀志郎・半田肇他（1975）．急性期意識障害の新しい Grading とその表現法——いわゆる 3-3-9 度方式　第3回脳卒中の外科研究会講演集　61-69.

第3章

学習

高瀬堅吉

　大学入学と同時に一人暮らしを始めた。最初は家賃の振込を忘れたり、買いすぎた食材を腐らせてしまったり、失敗ばかりだった。最近は家計簿をつけるようになったし、冷蔵庫に何が入っているか、メモ書きして貼ることで、買いすぎたり、逆に買い忘れたりすることもなくなって、一人暮らしが板についてきた。

環境が変わると、慣れるまでに誰しも時間がかかるものです。ましてや、親元を離れて一人暮らしを始めると、親が代わりにやってくれていた衣食住に関わる行動すべてを自分で行わなくてはならいため、生活環境はこれまでとは全く異なるものになるでしょう。そのような新しい環境の中で、最初はいろいろと失敗をするかもしれません。ただ、失敗を繰り返しながらも、だんだんと自分でできるようになる。このような「経験に伴う持続的な行動の変化」を心理学では「**学習**」と呼びます。この学習という心の機能は、生活場面だけでなく、看護師として自立して仕事をするためにも必要です。例えば、学年が進んで病院実習が始まり、身だしなみや振る舞いを場に適したものに変える時、人形相手や学生同士でやっていた看護行為を実際の患者さんに対して行う時、これらの状況では、いずれも経験を通じて行動を変化させなければなりません。

　本章では、これまでの心理学の研究で明らかにされた様々な学習理論、「**古典的条件づけ**」、「**道具的条件づけ**」、「**観察学習**」、「**自己強化学習**」について紹介します。また、続くコラムでは看護の実践場面における「セルフケア」、「生活習慣の改善指導」などで活かされている学習理論の事例を話題にします。本章を通じて「学習」を学習し、それを単なる学びではない活きた知識の獲得につなげてください。

1. 学習とは

　学習と聞くと、「勉強」をイメージする人が多いと思いますが、心理学における学習とは「経験による行動の持続的変化」、あるいは

「行動の可能性の変化」を指します。先述の「勉強」も、書きとりや計算の繰り返しという「経験」を通じて、これまで解けなかった問題が解けるようになるという行動の変化が見られるため、心理学の「学習」に含まれます。このように、心理学における「学習」は、日常的に使う"学習"を含む広い意味で用いられる言葉です。そして、その学習がどのように起きるのかを説明したものが**学習理論**です。ここでは、心理学で扱う学習の基本理論を紹介していきます。

2. 古典的条件づけ

　古典的条件づけとは、「特定の反応を誘発しない刺激が、特定の反応を誘発する刺激と一対で繰り返し呈示されることによって、その刺激と連合されるようになる学習」を指します。難しく思えるかもしれませんが、まずは以下の4つの言葉の意味をおさえて、古典的条件づけについて学んでいきましょう。その4つとは、「無条件刺激」、「無条件反応」、「条件刺激」、「条件反応」です。

　無条件刺激（UnConditioned Stimulus：UCS）とは、自動的に反応を誘発する刺激を指します。例えば食物が舌を刺激すると唾液が分泌されますが、この時の食物は唾液分泌を引き起こすUCSとなります。そして、**無条件反応**（UnConditioned Response：UCR）はUCSで誘発される反応を指し、これは先ほどの食物摂取で引き起こされた唾液分泌にあたります。**条件刺激**（Conditioned Stimulus：CS）は学習された刺激を指し、これは、もともとは反応を誘発しない刺激です。また、**条件反応**（Conditioned Response：CR）はCSで誘発される反応を指します。図3-1に示したように、条件づけ前ではCS（光）は犬に対して無反応、もしくは関連のない反応を引き起こしますが、UCS（食べ物）はUCR（唾液分泌）を引き起こします。ところが、CS（光）とUCS（食べ物）を一対で繰り返し提示することによって、光でも唾液分泌を引き起こすようになります。これが**古典的条件づけ**で生じた

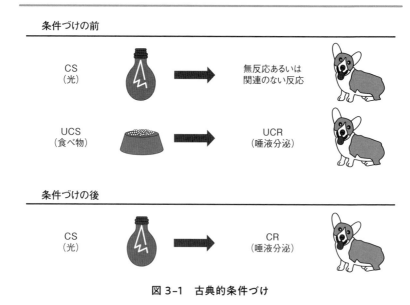

図 3-1　古典的条件づけ

学習です。

　古典的条件づけで生じる学習を、実は皆さんは日常生活で体験しています。今から梅干を思い浮かべてください。口の中に唾液があふれてきませんか？　本来だったら梅干の酸味が舌を刺激するまで唾液は分泌されません。この場合、酸味が UCS で唾液分泌が UCR です。ところが皆さんは、これまでの経験の中で、CS である梅干しの色や形状が UCS である梅干しの酸味と対で呈示されてきたため、梅干しを見ただけで、または思い浮かべただけで CR として唾液分泌が起こってしまいます。このように古典的条件づけで成立した学習は、実は日常生活の随所に見られます。

　また、日常生活だけでなく医療の臨床場面でも古典的条件づけによって説明できる現象があります。心理学者のワトソン（Watson, J. B.）とレイナー（Rayner, R. A.）が 1920 年に行った実験では（Watson & Rayner, 1920）、アルバートという坊やに、坊やがもともと怖い「音」を UCS として、そして「白いもの」を CS として一対で繰り返し提

示し、白いものに恐怖を感じて泣く、いわゆる「白いもの恐怖症」のような状態を作り出しました（図3-2）。

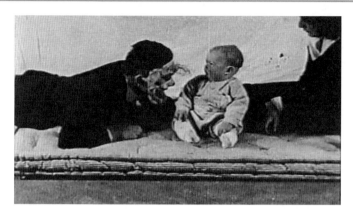

図3-2　白いお面を見せられて怖がるアルバート坊や

　これによって恐怖症を古典的条件づけの理論から説明できるようになり、その後の恐怖症に関する研究が飛躍的に進展しました。
　古典的条件づけで生じた学習、つまりCRは、CSだけを単独で呈示すると次第に起きなくなります。例えば、アルバート坊やに白いものだけを単独で呈示し続けると、はじめはCRとして恐怖反応が起きますが、次第に恐怖反応は減少します。この現象は古典的条件づけの**消去**と呼ばれています。この消去の手続き（原理）は、恐怖症の治療にも用いられます。
　古典的条件づけは、**レスポンデント条件づけ、パブロフ型条件づけ**などとも呼ばれていることを覚えておいてください。

3. 道具的条件づけ

A. 道具的条件づけの基礎

　私たちはある行動が成功すればその行動をし続け、失敗すればまた別の行動を試みます。冒頭に登場した一人暮らしを始めた学生は、最初は家賃の振込を忘れたり、買いすぎた食材を腐らせてしまったりと失敗ばかりでした。その失敗を通じて「家計簿をつける」、「冷蔵庫の中身をメモする」という別の行動をとるようになり、それによって「家賃の振り込み」、「買い物」という行動ができるようになりました。そして、その成功体験は前述の「家計簿をつける」、「冷蔵庫の中身をメモする」という行動を続けるきっかけとなりました。このように、ある行動に引き続いて起こる事象の性質により、その行動が持続される、または持続されなくなるタイプの学習を**道具的条件づけ**と呼びます。

　道具的条件づけは、次の 4 つのカテゴリーに分けることができます。それらは、「正の強化」、「負の強化」、「正の罰」、「負の罰」です。**正の強化**とは、ある行動が快刺激を引き起こしたために、その行動の生起確率が上昇することを、**負の強化**とは、ある行動が不快刺激を消失させたために、その行動の生起確率が上昇することを、そして、**正の罰**とは、ある行動が不快刺激を引き起こし、その行動の生起確率が減少することを、**負の罰**とは、ある行動が快刺激を消失させ、その行動の生起確率が減少することを、それぞれ指します。

　例えば、電車の中でお年寄りに席をゆずる場面を想像してください。席をゆずった際に「ありがとう」と感謝されたら嬉しい気持ちになるでしょう。感謝された人はこれからも、お年寄りに席をゆずることが予想されます。つまり、「お年寄りに席をゆずる」という行動の生起確率が上昇したわけです。これは上述の 4 つの道具的条件づけの中の「**正の強化**」にあたります。次に、**負の強化**の例として、

頭痛に見舞われた場面を想像してみてください。「この薬、飲むと楽になるよ」と渡された薬を飲んだ際に頭痛が解消されたならば、次に頭痛がした時には、その薬を飲むという行動の生起確率が上昇するでしょう。ある行動（＝薬を飲む）が不快刺激（＝頭痛）を消失させたので、その行動（＝薬を飲む）の生起確率が上昇したわけです。

　ここからわかるように、道具的条件づけにおける**強化**とは、行動の生起確率が上昇することを意味します。そして、「正」とはある行動の後に刺激が与えられることを、「負」とはある行動のあとに刺激が取り除かれることを指します。また、この時、強化を引き起こす刺激のことを**強化子**と呼びます。

　一方、**罰**は行動の生起確率が減少することを指します。つまり、**正の罰**とは、何かの行動をした後に与えられた刺激で行動の生起確率が減少することを指します。先ほど例にあげた、お年寄りに席をゆずる場面で、もし席をゆずった際に「年寄り扱いするな！」と怒られたならば、その人は今後、お年寄りに席をゆずらなくなるでしょう。つまり、行動の生起確率が減少します。次に、**負の罰**の例としては、子どもがしつけでよく言われる「悪いことをしたので今日は、おやつは抜きです」があげられます。ある行動をした結果、楽しいおやつという刺激が取り除かれるとしたら、その行動の生起確率は減少するでしょう。以上が道具的条件づけの基礎です。最後に、道具的条件づけは、**オペラント条件づけ**、**スキナー型条件づけ**などとも呼ばれていることを覚えておいてください。

B. 強化スケジュール

　道具的条件づけは、連続強化と部分強化（あるいは間欠強化）に分けられます。**連続強化**は、ある行動が生起した際に毎回強化子を与える強化です。**部分強化**は、2回の行動につき1回の強化子、あるいは、ある行動の10分後に再びその行動が起きた時に強化子を1回与えるという具合に部分的に行動を強化するタイプの強化です。さらに、部分強化は、時間を基準にして強化子を配分する場合と、行動の回数を基準にして強化子を配分する場合があり、このような強

化のタイミングの違いを**強化スケジュール**と呼びます。

　強化スケジュールの主なものには次の4種類があります。1つ目は**定比率スケジュール**（Fixed-Ratio Schedule: FR）です。FRでは、ある一定回数行動すると強化子が与えられます。日常生活におけるFRの例としては、出来高制の労働があげられます。つまりFRは、やった分だけ強化子が与えられるというスケジュールです。

　2つ目は**変動比率スケジュール**（Variable-Ratio Schedule: VR）です。VRはFRと同様に反応回数を基準として強化子が配分されるスケジュールですが、その比率が変動します。変動比率が30回というスケジュールの場合は、強化子が与えられる比率が平均30回というスケジュールであり、比率が10回の場合もあれば、50回の場合もあります。日常生活におけVRの例としては、ギャンブルがあげられます。ギャンブルのように報酬が強い効果を持つ場合は、いつあたるかわからなくても、あたれば報酬としての効果が絶大なため、行動が長く維持されます。

　3つ目は**定時間隔スケジュール**（Fixed-Interval Schedule: FI）です。FIは、一度強化子が与えられると一定時間たたなければ次の強化子は与えられないというスケジュールです。日常生活におけるFIの例としては、試験が迫ってこないと勉強しないという事態があげられます。勉強が楽しくて仕方ない場合は、それ自体が強化子となり、FIで勉強行動が維持されることはありません。しかし、試験で嫌な点をとらないために勉強するという場合は、勉強行動は負の強化で維持されて、たいていは試験が近づかないと行わないため、強化スケジュールはFIになります。

　最後は**変動間隔スケジュール**（Variable-Interval Schedule: VI）です。VIはFIと同様に時間を基準として強化子が配分されるスケジュールですが、その時間間隔が変動します。変動間隔が30秒というスケジュールの場合は、強化子を与えられる間隔が平均30秒というスケジュールであり、間隔が10秒の場合もあれば、50秒の場合もあります。日常生活におけるVIの例としては、メールのチェックなどが挙げられます。メールはいつ来るかわからないため、講義中にチ

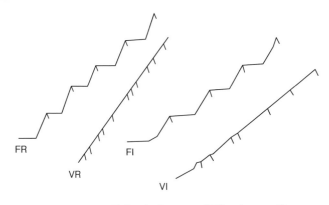

図 3-3　4 つの強化スケジュールの行動パターンの違い

ラチラとスマートフォンでメールをチェックする学生の行動は VI で維持されていると言えます。これらの各スケジュールでは異なる行動パターンが見られます。行動パターンの違いは累積記録器と言われる特殊な記録装置を用いて観察できます。図 3-3 は、その累積記録器で記録した各スケジュールの累積反応曲線です。

　横軸は時間で、縦軸は行動の頻度を示しています。したがって、行動が行われない期間は平らな線で示されます。反応曲線に散在する点は強化子が与えられた時点を示しています。

　この累積反応曲線を見ると、FR や FI は、強化が与えられた後にしばらく行動が止む期間がありますが、VR や VI では、そのような休止期間はありません。ギャンブルやメールチェックが、休止期間もなく続けられてしまうのは、強化スケジュールの違いが原因であることがわかります。そして、これがひどくなって、行動が止められなくなり日常生活に支障をきたし始めると、いわゆる「ギャンブル依存症」や「スマホ依存症」という状態になってしまいます。

C. 三項強化随伴性と機能分析

　道具的条件づけで、もう 1 つ重要な概念として**三項強化随伴性**（三項随伴性）があります。これは、道具的条件づけで成立した学習を、

「弁別刺激」-「反応」-「反応結果」の３つの項からなる連鎖の枠組みの中で考えていくというものです。

弁別刺激とは個体を取り巻く外的環境の中で、特定の反応を行う時の手がかりとなりうる刺激のことを指します。例えば、ある特定の刺激（弁別刺激）下である行動を行うと、何らかの結果が生じます。行動によって生じた結果が、その個体にとって有利あるいは好ましいものであれば、その弁別刺激の下では、その反応を以前にも増して行うようになります。一方、結果が不利あるいは好ましくない場合は、その反応を以前より行わなくなります。道具的条件づけでは、行動が三項強化随伴性によって制御されると考えます。三項強化随伴性は、「先行条件（Antecedent events）」-「行動（Behavior）」-「結果（Consequences）」とも表され、英語の頭文字をとって、A - B - Cと表現されることもあります。そのため、三項強化随伴性に基づいた行動の分析を **ABC 分析** と呼びます。

この ABC 分析を適用した手法に**機能分析**があります。機能分析では、三項随伴性の枠組みで、問題行動（B）の先行条件（A）と結果（C）についての情報を集め、問題行動の機能（目的）を推測します。機能分析によって問題行動の機能を推測し、介入計画を立てるのです。医療の臨床場面を例にとると、発達障害の方が示す理解しがたいような問題行動も、機能分析によって前後の状況が理解できれば、意外と単純な理由で起こっていることに気づきます（図3-4）。

問題行動の多くは、次の４つのいずれかの機能、または、複数の機能を持ち、これらの要求が通ることで形成、維持されると考えられています。１つ目は「事物の獲得」です。食べ物や玩具などを手に入れることが目的となっています。２つ目は「課題からの逃避」です。課題や作業を中断したい、作業を止めたいということが目的となっています。３つ目は「注意の獲得」です。他者の注意を得ることが目的となっています。４つ目は「感覚刺激を得る」です。先の３つの機能に当てはまらない行動は、自己刺激を得ることを目的とした行動だと考えられます。

つまり、ある状況（A）で、ある行動（B）を行い、要求（C）が通

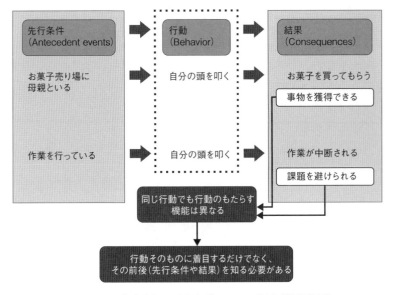

図 3-4　発達障害児の問題行動の ABC 分析（機能分析）

る／または好ましい感覚が得られる、ということを経験すると、その状況（A）で、その行動（B）が出現しやすくなり、習慣となっていくという考え方です。以下、発達障害児が示す自傷行動「頭を叩く」という問題行動を機能分析の観点から考えていきます。

　【例1】「（A）お菓子売り場に母親といる→（B）自分の頭を叩く
　　　　→（C）お菓子を買ってもらう」

　【例2】「（A）作業を行っている→（B）自分の頭を叩く
　　　　→（C）作業が中断される」

　【例1】の（B）「自分の頭を叩く」は、事物の獲得の機能を持っています。一方、【例2】の（B）「自分の頭を叩く」は、課題からの逃避の機能を持っていると推測できます。注目すべき点は、「自分の頭を叩く」という行動の形態は同じであっても機能が異なるという点です。また、頭をコンコンと叩き続ける行動を例にすると、自己刺激行動の場合もありますし、周りの人を遠ざけたり課題を避けたり

する機能を持っていることも考えられます。問題行動の機能が異なれば、対応方法も変えなければなりません。逆に、行動の形態が異なっても、同じ機能を持つ行動もあります。例えば、叩く、ひねる、かみつくなど、いろいろな形態で他害行動を示し、欲しいものを獲得することがあります。このことからも行動の形態や行動そのものに注目するのではなく、前後関係から機能を推測することによって、発達障害児に対する有効な支援計画を立てることができます。このように、道具的条件づけは、医療場面で起こる様々な事象の対処にも有用な学習理論なので、ぜひ身につけてください。

4. 観察学習

観察学習とは、他人の行動を見て自己の行動が変化する学習を指します。このような観察学習の理論としては、バンデューラ（Bandura, A.) の**社会的学習理論**が良く知られています（Bandura & Huston, 1961)。この理論では、観察学習を代理学習であると考えます。観察の対象となる人、つまりモデルが学習者の代理で学習します。学習者は直接強化を与えられるわけではありませんが、モデルを通じて学習し、さらに、モデルの学習した行動が消去されれば、学習者の行動も同様に消去されます。

バンデューラは以下の実験を行ってこの理論を例証しました。実験では、児童が3つのグループに分けられ、その各々のグループに3つの異なったフィルムが見せられました。第1のフィルムは、モデルが攻撃行動をして、それが厳しく罰せられるというものであり、第2のフィルムは、モデルは同様の攻撃行動をしますが、それは罰せられず、逆にお菓子の報酬を与えられるというものでした。第3のフィルムは、攻撃行動のみで、その結果はありませんでした。その後、児童たちをフィルムと同じ状況に置き、彼らの行動を観察しました。その結果、第2と第3のフィルム、すなわち、モデルの

攻撃行動に報酬が与えられたものと攻撃行動のみであったものを見せた児童たちの攻撃行動（モデルを模倣した行動）は、第1のフィルム（罰を受けたフィルム）を見た児童たちの攻撃行動よりも、はるかに多いことが確かめられました。この社会的学習理論の理解は看護師として自立する上で、とても重要です。この理論は「良い他人を手本にしないと、自分に不適切な行動が備わる」ということを示しているからです。

5. 自己強化学習

　これまで扱った学習理論は、いずれも他人から刺激を与えられて行動が変化するものばかりでした。しかし、皆さんが看護師として自立した存在になるためには自分自身の行動を観察ないし、監視して、その行動が適切でなければ報酬や罰を自らに与えて修正する必要があるでしょう。このような行動を**自己強化学習**と呼びます。その際の報酬は、自分をほめる、好きなテレビ番組を見る、友人に電話をする、好きな食べ物を食べる、などで十分です。

　皆さんは、勉強をしなくてはいけないのに、ついついゲームに手を伸ばしてしまう、という経験をしたことがあると思います。そういう時に、「ああ、自分は意志が弱い」と悲嘆して終わるのではなく、これまで学んだ学習理論を自分に適用することが必要です。例えば、家に帰るとゲームがあるため、勉強しようとしてもついついゲームをしてしまうという場合、家が**弁別刺激**になっていると考えてみてはいかがでしょうか。もし家が弁別刺激となって、ゲームをするという行動の生起確率を高めているとすれば、家以外の場所で勉強をする、つまり弁別刺激を変えてしまえばゲーム行動は生起しません。このような「弁別刺激の変更」、そして先ほどの自分に報酬を与える自己強化、さらに自分に罰を与える「自己罰」などを合わせて**自己制御**と呼びます。

6. まとめ

　本章では、これまでの心理学の研究で明らかにされた様々な学習理論を紹介しました。ここまで読んだ皆さんは、学習とは行動の幅と制御可能性を示す概念だということがわかったと思います。そして、行動の幅と制御可能性は、皆さんが学生生活を続ける上でも、看護師として自立するためにも必要な機能です。本章を通じた「学習の学習」を、皆さんがこれからの実践につなげることを期待します。

参考文献

Bandura, A., & Huston, A. C.（1961）．Identification as a process of incidental learning. *Journal of Abnormal & Social Psychology*, **63**, 311–318.

Watson, J. B., & Rayner, R. A.（1920）．Conditioned emotional reactions. *Journal of Experimental Psychology*, **3**, 1–14.

演習授業用課題

◆学生生活における古典的条件づけの例、道具的条件づけの例、観察学習の例を話し合ってみましょう。

◆医療場面における古典的条件づけの例、道具的条件づけの例、観察学習の例を、今ある自分の知識を用いて話し合ってみましょう。

◆自己強化学習の方法を用いてマネジメントしたい自分の行動について話し合ってみましょう。

推薦図書

山内光哉・春木豊編『グラフィック学習心理学』（サイエンス社，2001）

　学習心理学の入門書です。条件づけの基礎がわかりやすく説明され、記憶・言語・思考などの認知的アプローチに関する章には、最新の研究成果が盛り込まれています。また、近年発展のめざましい脳科学の知見も記載されています。視覚的理解が十分に考慮され、左頁が本文・右頁が図表の見開き形式となっています。

メイザー，J.／磯博行他訳『メイザーの学習と行動（第3版）』（二瓶社，2008）

　この章を通じて学習理論に興味を持った方が、さらに勉強を深めるための入門書です。各章の導入は読みやすく書かれており、章末にはまとめと復習問題も載っています。様々な理論と実験結果が紹介され、それらに対する異なった視点（理論）からの説明も記載されており、基礎から応用まで幅広く勉強することができます。

杉山尚子『行動分析学入門』（集英社新書，2005）

　アメリカの心理学者スキナーにより創始された行動分析学は、オペラント条件づけの理論から発展した学問で、ヒトや動物の行動の思いもよらぬ原因を明らかにしてきました。行動分析学は、行動の予測と制御を可能にし、心理療法の発展にも成果をあげています。看護臨床にも役立つので、おすすめです。

セルフケア・生活習慣の改善指導と看護

八木街子

　ここまでは自らの「学習」を中心に考えてきました。このコラムでは、患者さんの「学習」について、セルフケアと生活習慣の改善指導を例に考えてみましょう。

セルフケアとは

　セルフケアとは、生きるために必要な活動、自分を高めるために必要な活動のことです。人間は自らの健康を維持するために、生活を自制し、管理することが求められます。

　糖尿病のSさんを例に挙げます。Sさんは定期健診で血糖値が高いことを指摘され来院しました。医師は、食事療法と運動療法を実施して、1ヵ月後に来院するように伝えました。同席していた看護師はSさんの表情や言動から、Sさんが病気について理解していないことを察し、医師に相談してSさんの話を聞くことにしました。

　Sさんの気持ちを聞くと、「糖尿病と言われてもいまいちピンとこない」「痛くもないのに」と釈然としない様子でした。そこで、医師と看護師は糖尿病によるリスク、食事療法と運動療法の意味や効果を、Sさんからの質問を交えながら説明しました。この時、Sさんの話を聞いた理由は、Sさんが普段どんな行動をとり、自らの行動をどう管理しているか知るためです。その際、Sさんは以前に行った禁煙の経験を話してくれました。それを聞いた医師と看護師は、Sさんなら自己制御ができると判断しました。その後、Sさんは糖尿病を自分の体で起きていることだと自覚し、食事の改善と適切な運動を禁煙した時のように実施すると約束して帰りました。

　医療者は対象者の横に常にいて支援することはできません。だからこそ、Sさん自身が糖尿病という病気を理解し、セルフケアしていくように指導をすることが大切です。

生活習慣の改善指導と看護

　第3章では、「学習」は持続的な行動の変容であると述べられていました（p.38）。生活習慣の改善は、普段の生活を変える「学習」と言えます。

　Yさんは、25年前に急性心筋梗塞の治療をしました。その当時は、禁酒、塩分控えめの食事を実行していましたが、ストレスから飲酒を再開し、今に至ります。最近の検診で肝機能の悪化が指摘され、医師から酒量を控えるように言われましたが、なかなか実施できません。そこで看護師は、Yさんが一度禁酒できていることに着目しました。Yさんは禁酒をした時のことを「病気になったことでみんなに迷惑をかけたから、止めようと思った」と話し、「今は退職してやることもないから、酒を飲む」、「動かないせいか眠くならないので、酒を飲む」とも話してくれました。看護師は、Yさんが「みんなに迷惑をかける」ことを避けるために禁酒に至った経緯に着目し、飲酒による肝機能障害と再梗塞のリスクを再度説明しました。そして、家族にも心配をかけることになることも重ねて説明しました。Yさんの禁酒は負の強化で維持されている行動だったのです。しかし、飲酒がYさんに入眠を促すことから、正の強化が生じて（p.42）現在、飲酒を継続してしまっていることもわかりました。

　看護師は、Yさんに一日のスケジュールを尋ね、運動することを勧めました。Yさんは「娘にもうるさく言われているんだよ」と苦笑いしながら、まずは酒量を減らすことを宣言して帰宅しました。1ヵ月後の定期受診の際に確認すると、Yさんは「休肝日を設けた」と話し、「暇だと酒を飲みたくなるから散歩を始めた」「おかげでよく眠れる」と笑いながら話してくれました。Yさんは、自らの生活習慣を見つめなおし、改善点を見つけ実行しました。学習理論に基づいた看護師との対話はYさんの行動変容のきっかけになりました。

　このように、生活習慣の改善のための指導をするには、これまで学んできた学習心理の知識が役に立ちます。実習などの実践の場で意識してみるとよいでしょう。

第4章

感情と動機

富原一哉

　Ａさんは今日はなんだか朝から気分が重い。新型コロナウイルス感染症の流行で、友だちともずっと会えていない。一人で部屋にこもっていると、だんだん気持ちが落ち込んでくる。そういえば、昨日久しぶりに買い物に出た時に、鼻をマスクから出していてお客さんに怒鳴られている店員を見た。確かにきちんとマスクをしていないのは悪いけど、あんなに怒らなくてもいいのにと、実習の時に怒られた自分の体験と重ね合わせてとても悲しくなった。もうすぐ大学のリモート授業が始まる時間だけど、ちっともやる気が出ない。

私たちは、喜びや怒りなど日々、様々な感情を感じています。自分ではっきりと意識することもあれば、よくわからないうちにその感情に流されて行動してしまうこともあります。では、感情とは一体何なのでしょうか？　また、どうすれば上手くコントロールできるのでしょうか？

本章では、1.感情の定義と機能、2.短期間の激しい感情である情動のメカニズム、そして　3.実際に行動を引き起こす際の動機づけのメカニズム、について取り上げ、感情とそれに伴う動機づけについての理解を図り、より良く感情をコントロールする助けにしたいと思います。

1. 感情の定義と機能

A. 感情とはなんだろう

（1）感情・情動・気分

普段私たちは、「あの人は感情的だ」とか「彼は人の感情を逆なでする」とかいう表現で「感情」という言葉をよく使います。では、「**感情**（affection, feeling）」とは一体何なのでしょうか。実は、心理学においても感情の定義は研究者によって異なり、完全に一致したものがあるわけではありません。ただ、その中でも比較的多くの者に受け入れられているのは、「快－不快を主軸とする主観的体験の総称」ということでしょう。この中には、「喜び」や「悲しみ」など、われわれが「感情」としてイメージしやすいものだけでなく、「蒸し暑くて不快」や「ひんやりしていい気持ち」などの感覚的な心の状態も含まれます。

一方、心理学においては、「感情」と類似する言葉として「**情動**

（emotion）」や「**気分**（mood）」の語もよく使われます。情動とは「急激に生起し、短期間で終わる比較的強力な感情」とされています。例えば、この章の冒頭事例の店員に対するお客の「怒り」や、Aさんの「とても悲しくなった」という気持ちは「情動」に区分されます。これに対して、「気分」は「比較的長期に安定した感情状態」とされます。冒頭事例では、Aさんの「今日はなんだか気分が重い」という感情がこれにあたります。

（2）情動と気分の相違

　情動と気分はよく似ていますが、相違点もあります。前述の通り、情動は強力な短時間の感情、気分は比較的安定した持続的感情です。また、情動はその刺激や対象がはっきりしています。冒頭事例のお客の「怒り」を引き起こしたのは、「店員が鼻を出してマスクをしていた」という事実であり、その怒りは、そのまま店員に向かいました。これに対して、気分を引き起こす刺激や対象ははっきりしません。冒頭事例の朝のAさんの「重い気分」を引き起こしたのは、もしかすると、友だちとずっと会えていないことかもしれませんし、ただの寝不足かもしれません。いずれにせよ、どれか1つということではなく、様々なことが相互に関連して今の気分が作られています。また、情動とは異なり、気分が何かの対象に直接向けられることはあまりありません。言い換えると、気分は内的に完結する傾向が高く、情動は環境との相互作用としての側面が強いのです。

（3）情動と気分の相互作用

　基本的には情動と気分は区別して捉えることができますが、両者は深く関係しており、互いに影響を及ぼしあっています。例えば、情動は気分のきっかけになり、特定の気分は特定の情動を引き起こしやすくなります。不快でイライラした気分の時は、ちょっとしたきっかけでも「怒り」を引き起こしやすくなりますし、逆に強い悲しみはその後長期に落ち込んだ気分をもたらすことがあります。コロナ禍でみなさんが不安を感じている時に、なんとなく社会全体がギスギスしていたのにも、そういう理由があります。逆に明るくポジティブな気分の時は、散歩中に見かけた一輪の花にも「幸せ」を

感じたりしますし、他方で好きな人からの思いがけないプレゼント
に強い「喜び」を感じた後は、しばらくの間「心うれしい」気分に
なるでしょう。このように気分と情動には、切っても切れない関係
があるのです。

　ところで、どんなにイライラした気分でも、頭にくる対象がなけ
ればいきなりは怒れません。冒頭事例で店員を怒鳴りつけたお客
も、ターゲットとなる不適切なマスク使用が目の前に現れなけれ
ば、怒ることはなかったでしょうし、イライラした気分でなけれ
ば、もう少し優しく注意したかもしれません。このような情動と気
分の特徴を理解しておくと、特定の感情をコントロールする時に便
利です。例えば、医療現場でちょっとしたことにも文句をつける怒
りっぽい患者さんには、その背景に病気に伴う不安や苦痛による
「不快気分」が存在するのかもしれません。そうなると、単なる苦情
処理だけではなく、その患者さんの怒りのきっかけとなりそうな刺
激を与えない工夫や、怒りの促進因として働く不安そのものを取り
除いてあげることが必要だということがわかるでしょう。

B. 情動の機能

（1）行動の動機づけ

　情動と気分の相違点として、「情動は特定の行動の動機づけとな
る」という点もあります。**動機づけ**とは「行動を解発し、方向づけ、
維持するもの」とされます。ここでは、情動と動機づけの関係につ
いて見ていきましょう。

　怒りは攻撃行動を、悲しみは泣くという行動を引き起こします。
このような特定の情動と行動の結びつきは、「情動が環境に対する
適応の形として進化した」ことを示しています。例えば、私たちが
日常生活で怒りを感じる場面はいろいろありますが、大雑把にまと
めると、自分が当然と思っていたことが、他者によって侵害された
時だと言えるでしょう。そのような場合、自分の利益を守るために
は即座にその他者を排除しなくてはなりません。そのための行動が
「攻撃行動」です。実際には、そのような攻撃行動がいつもうまくい

くとは限りません。特に、直接的な攻撃が推奨されない現代社会では、むしろ問題を大きくしてしまうことの方が多いでしょう。しかしながら、少なくともわれわれの祖先が生きてきた時代においては、生存の可能性を高める手段として、攻撃行動が有効に機能していたと考えられます。それゆえ、いわば自動化されたシステムとして、情動の生起と、それに対応した行動の発現が進化してきたのでしょう。

（2）行動の準備状態

　情動は、行動の生理的・認知的準備状態を作ることにも関係しています。例えば、怒りは交感神経系を活性化させ、瞳孔の散大、心拍数や血圧の上昇、末梢血管の収縮、消化器活動や消化腺分泌の抑制をもたらします。これらは、怒りによる攻撃行動に都合の良い状態に身体を変化させていると考えられます。さらに、身体面に限らず、相手の反応を敏感に察知できるように覚醒水準を上げ、注意を集中させるというように、認知面でも攻撃に適した状態を作ります。このように、怒りの情動に伴う様々な変化は、その後の攻撃行動を生起させやすいように、あるいは攻撃を行った際に生じる様々な事態（相手の反撃や怪我など）に対処しやすいように、生理的・認知的準備状態を形成することに役立っているのです。

（3）コミュニケーション

　怒りや悲しみの情動に伴う生理的変化は、外部から容易に観察できるものも少なくありません。例えば、血圧変化や末梢血管の収縮は顔色に現れますし、呼吸の増大や発汗にも気がつくかもしれません。さらに、怒りや悲しみは表情としても表出されますし、物を殴る、蹴るなど具体的な行動として表出される場合もあります。そして、私たちは他者の生理的変化や情動表出から、「ああ、今この人は怒っているのだな」と相手の心理状態を推測し、「早めに謝っておこう」などと考えて対応します。つまり、情動にはその人の心理状態を他者に伝えるコミュニケーション機能があるのです。

　エクマン（Ekman, P.）やイザード（Izard, C. E.）は、**表情**の文化的比較や発達研究に基づき、人類に普遍的で乳幼児の早い段階から

認められる**基本情動**として、怒り、驚き、嫌悪、恐れ、喜び、悲しみなどがあると主張しました。このような基本情動のおかげで、われわれは文化を超えてお互いに気持ちを理解してコミュニケーションをとることができるのでしょう。

2. 情動のメカニズム

A. 古典的理論

（1）末梢説

　19世紀末、「アメリカ心理学の父」とも言われるジェームズ（James, W.）は、身体的情動反応は情動の意識体験に基づいて引き起こされるのではなく、むしろ情動反応がその意識体験をもたらすのだとする「情動の末梢説」を提唱しました（図4-1a）。つまり、「悲しいから泣くのではなく、泣くから悲しいのだ」と言うのです。この説は、同時期に同様の説を提唱したランゲ（Lange, C.）と合わせて、**ジェームズ゠ランゲ説**とも呼ばれます。

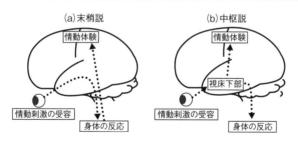

図4-1　情動の末梢説と中枢説

　悲しいと感じるより前に泣くという反応が起き、後からそれを体

験するというのは、なかなか直感的に納得できるものではないかもしれません。ただ、末梢臓器からの身体反応情報取得に障害のある脊髄損傷患者では、怒りや恐れの感情が低下することや、後述する**シャクター゠シンガーの2要因説**などからも、身体反応が情動体験に何らかの影響を及ぼすという考えは、形を変えて現在でも維持されています。

（2）中枢説

　末梢説と対立する説として、20世紀初頭に「刺激は脳の"情動中枢"を介して大脳皮質と末梢器官に伝えられ、それぞれ情動体験と情動反応が形成される」とする「**中枢説**」が提唱されました（図4-1b）。この説は、はじめキャノン（Cannon, W. B.）が提唱し、それをキャノンの弟子のバード（Bard, P.）が発展させたので、**キャノン゠バード説**とも言います。キャノンは"情動中枢"として視床を重視しましたが、バードは視床下部を情動の中枢と位置づけました。

　彼らの主張の重要な根拠となったのは、大脳皮質と皮質下の領域を外科手術によって切り離した大脳皮質除去動物の「**偽りの怒り**（sham rage）」と呼ばれる現象です。この除皮質手術を受けたイヌやネコは些細な刺激にも怒り反応を示します。この時、実際には怒りの標的が存在しないように見えるため、キャノンはこれを偽りの怒りと呼びました。また、バードは視床下部とそれより下位にある中脳とを切り離すと、もはや偽りの怒りが生じなくなることを突き止めました。この結果からバードは、視床下部が情動の中枢であり、そこから大脳皮質に情報が送られ情動体験が生じ、同時に末梢器官に情報が送られ情動反応が生じるとする中枢説を唱えたのです。

　キャノン゠バード説以降、海馬体や扁桃体などの大脳辺縁系、前頭前野腹内側部などの様々な領域の情動への関与が明らかとなり、現在はどこか特定の領域が"情動の中枢"としてすべてをコントロールしているのではなく、数多くの領域が相互に関わり合って、情動の様々な調整を行っているのだと考えられています。

B. 認知的理論

(1) シャクター゠シンガーの2要因説

　情動の生起において認知過程を重視する理論の1つとして、シャクター（Schachter, S.）とシンガー（Singer, J. E.）の**情動2要因説**があります。彼らは、情動の生起には①生理的・身体的な変化と、②その変化の原因についての認知、の2つの要因が必要だと考えました。彼らは、実験参加者に心拍数増大や血圧上昇などの興奮反応を引き起こすエピネフリン（アドレナリン）を投与し、その後の待機時間中に同室にいたサクラ（実験協力者）が様々な遊びに誘って面白がらせるということを行いました。その結果、薬理作用について説明されなかったグループの参加者は、あらかじめ説明を受けた参加者と比較して、待機時間中により楽しく感じていたことが示されました（Schachter & Singer, 1962）。これは、薬によって引き起こされた身体的興奮を、その場にいたサクラとのやりとりのせいだと間違って解釈してしまったためだと考えられます。このように間違って原因を解釈してしまうことを**錯誤帰属**と言います。

　実際、運動などによって身体的興奮状態にある時は、激しい情動も引き起こされやすくなることが知られています。

(2) ラザルスの認知的評価理論

　ラザルス（Lazarus, R. S.）らは身体的反応の原因をどう認知するかだけではなく、それをどう評価するかが最終的な情動の生起を決定するという**認知的評価理論**を提唱しています（Lazarus & Folkman, 1984）。彼らの理論では、評価はその状況の重要性や自分との関係性についての1次的評価と、その状況に対する対処可能性や対処方法についての2次的評価に分けられます。

　例えば、あなたが実習で出された課題を上手くこなせず、教員に強く指導を受けたとしましょう。この時、あなたの心臓はドキドキして、呼吸も大きくなり、体は興奮状態になります。この身体的変化の原因は、「自分が失敗して、強く指導を受けた」ことにあると認知するわけですが、これだけでは情動の大きさは決まりません。ま

ずは、1次的評価として、この状況が自分にとって重要かどうかが問題となります。この実習が自分にとって重要な科目で、良い成績を強く希望していたのなら、今の状況は危機的と言えるでしょう。そのような高い1次的評価のもとでは、強い悲しみや落胆が生じやすくなります。逆にどうでもいい科目だと思っていたなら、つまり1次的評価が低ければ、情動はそれほど強く起きないでしょう。

さらには、たとえ1次的評価が高くても、2次的評価次第で結果は変わります。もし、「今回は失敗したけれども、自分は必ず次の機会に挽回できる」と考えたり、「今までも何回も失敗してきたし、今回も気晴らしにパーっと騒げば切り替えられる」と考えたりすれば、つまり、自分はこの状況に対処できると評価できれば、情動は小さくなるでしょう。逆に、自分にはもう対処できないと評価するのであれば、強い情動が生起することになります。

C. 情動の神経生理学的メカニズム

(1) 情動に関わる脳部位

既に述べたように、情動には様々な脳部位が関わっています。特に、新皮質と間脳の間の系統発生的に古い領域には、帯状回、海馬体、扁桃体、視床下部等、情動の制御に重要な領域が位置しており、これらを総称して**大脳辺縁系**と呼んでいます（図4-2）。この大脳辺縁系のうち、特に扁桃体は情動的な刺激の検出と評価に重要な役割を果たしています。クリューバー（Klüver, H.）とビューシー（Bucy, P.）は、扁桃体を含む両側側頭葉の切除によって、怒りや恐怖の消失、感情鈍麻、性行動の異常亢進等（**クリューバー＝ビューシー症候群**）が起こることを報告しました。その他にも扁桃体の電気刺激で不安が生じること、交通事故や怪我などの不快な刺激写真でこの領域が活性化すること、恐怖と関連する情報の学習（条件性恐怖学習）にもこの領域が必要とされることなどが示されています。

一方、視床下部は自律神経系や内分泌系を制御しており、また性行動や養育行動、攻撃行動等に関わることから、情動に伴う身体的反応や行動的反応の表出に重要な役割を果たしていると考えられま

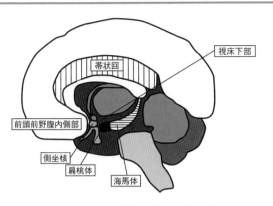

図 4-2　情動調節に関わる脳部位

す。また、側坐核は快感情の生起に重要であり、特に腹側被蓋野からのドーパミン神経系の投射がこれを調整しています。モルヒネやコカインなどの麻薬は、このドーパミン神経系に作用することで側坐核の神経活動を活性化させ、多幸感を生じさせると考えられます。

　さらに近年は、これらの辺縁系の働きを統制する領域として、前頭皮質、特に前頭前野腹内側部の役割が注目されています。前頭前野腹内側部は、外界の情報と情動や動機づけを結びつけ、これに基づいた意思決定を行う際に重要な役割を果たすと考えられています。この領域を損傷した患者では感情の制御がうまくいかず、ギャンブルで最終的には損をするような場面でさえも、目の前の利益につられてそれを選択する傾向にあることが報告されています。このような障害が生じるメカニズムと関連して、ダマジオ（Damasio, A. R.）は、外部からの刺激によって引き起こされた身体的情動反応（ソマティック・マーカー）が、前頭前野腹内側部において過去の類似の出来事と結びつけられ、意思決定を効率よく実行するという「**ソマティック・マーカー仮説**」を唱えています（Damasio, 1994）。

（2）感情に関わる神経伝達物質

　情動や気分には、セロトニン、ドーパミン、ノルアドレナリンなど様々な神経伝達物質が関与しています。**セロトニン**は脳内では脳

幹の縫線核で合成され、ここから大脳皮質、大脳辺縁系、脳幹、脊髄など広汎な脳領域に投射し、不安やうつなどの気分の調節を行っています。うつ病の治療薬として用いられる SSRI（選択的セロトニン再取り込み阻害薬）は、シナプスにおけるセロトニンの神経細胞への再吸収を阻害することで、セロトニン受容体の活性化を促進しています。ただし、SSRI によるセロトニン受容体活性化は投与後 10 分程度で生起するのに対し、うつ症状に対する効果は服用し始めてから数週間が必要なため、直接のセロトニン受容体の活性化ではなく、その後の脱感作による受容体活性変化等が、うつ症状の緩和をもたらしていると考えられています。

　また、**ドーパミン神経**は腹側被蓋野と黒質に、**ノルアドレナリン神経**は主に青斑核、弧束核、延髄腹外側部に細胞体を持ち、セロトニン神経と同様に脳の様々な領域に投射して気分調節に関わっていると考えられています。実際、三環系抗うつ薬や SNRI（セロトニン・ノルアドレナリン再取り込み阻害薬）などの抗うつ薬のいくつかはセロトニンだけでなく、ノルアドレナリンやドーパミンの神経系に作用して効果をもたらします。また、セロトニン、ドーパミン、ノルアドレナリンは、モノアミンと呼ばれる化合物の仲間で、うつ病の他、双極性障害、不安障害、統合失調症にも関与が示唆されているため、精神疾患がこれらモノアミンの異常により生じるとする「**モノアミン仮説**」が提唱されています。

3. 動機づけ

A. 動機づけのメカニズム

（1）動因と誘因

　動機づけ（motivation）とは、行動を生起させ、方向づけ、維持させる一連の力動的・心的過程のことです。通常、行動を引き起こす

にはその行動に駆り立てる欲望や欲求があり、これを**動因**（drive）と呼びます。例えば、お腹が空いているから「食べる」、喉が渇いているから「飲む」というように、特定の行動にはその行動に対応した飢えや渇きといった動因があります。しかし、この動因だけでは行動は生起しません。行動には、その行動の対象となる目標物が必要になります。この目標物のことを**誘因**（incentive）と呼びます。

　一般に、動因が強いと目標物は強い誘因となり、魅力的な誘因は強い動因を引き起こします。例えば、ものすごくお腹が空いていれば普段あまり好きではない物でも喜んで食べるでしょうし、美味しそうなケーキであればあまりお腹が空いていなくても食べたいと思うでしょう。つまり、この誘因と動因とは決して独立のものではなく、動機づけメカニズムの中で密接に関係しあっているのです。

（2）欲求行動と完了行動

　飢えや渇きなどの動因が引き起こす動機づけ行動は、**欲求行動**（appetitive behavior）と**完了行動**（consummatory behavior）の2つに分けられます。欲求行動とは、その目標物を得るために行われる行動で、例えば「飢え」という動因に対して、食べ物を探す行動を指します。一方、完了行動とは、その行動自体が動機づけを低減させるもので、摂食行動であれば「食べる」という行為そのものにあたります。完了行動は比較的定型的で、生得的に組み込まれた行動である場合が多いですが、欲求行動の型や種類は、生後の学習・経験やその時の状況によって大きく変化します。例えば、お腹が空いた時に、手早く料理を始める人もいれば、「先輩に奢ってもらおう」と出かけていく人もいるかもしれません。いずれも、飢えという動因に対して、それまでの経験と現在の状況を総合し、どのような欲求行動を実行するかが選択されたものと言えます。

B．動機づけの理論

（1）生理学的動機づけ理論

　動機づけ理論のうち、比較的古典的な理論は生理的メカニズムを重視しています。例えば、キャノンは、生体が身体的・生理的状態

を一定に保とうとする働きのことをホメオスタシス（恒常性）と呼び、生体はホメオスタシスが不均衡になった時、それを回復するように動機づけられると主張しました。つまり、「飢え」という欲求は身体エネルギーの低下によって生じ、これを回復させるためのエネルギー摂取行動として「食行動」が生起すると言うのです。

　一方、お腹が空いていなくても美味しそうなケーキであれば食べてしまいます。したがって、ホメオスタシスだけでは動機づけは説明できません。また、動物実験では、高い報酬量で学習訓練された個体は、報酬量を減らされた時に、もともと低い報酬量で訓練されていた個体よりも成績が低下します（クレスピ効果）。スペンス（Spence, K. W.）は、これらのことから、動因よりもむしろ誘因の働きを重視した「**誘因動機づけ理論**」を提唱しました。

（2）認知的動機づけ理論

　生理学的な動機づけ理論は、摂食や性行動のような生理的・本能的欲求行動の説明には適しているのですが、状況に応じた複雑な行動の動機づけについては少し不十分な点があります。認知的動機づけ理論は、そのような基本的・本能的過程とは独立に、認知機能が行動を発現させることを主張しています。

　例えば、バーライン（Berlyne, D. E.）らは、われわれは食欲や性欲などのように生物学的に必要な行動を動機づけられるだけではなく、そもそも情報の不確かさや不十分さに直面した時には、それを低減／補充すべく、適切な刺激を獲得するために探索することを動機づけられると主張しました。つまり、われわれには「好奇心」があるということです。そして、動機づけを、1次的欲求の充足を目標とする**外発的動機づけ**と、情報収集とその体制化を目標とする**内発的動機づけ**に分けました。内発的動機づけは、他者から強制されたものではなく、自分自身の内からの働きかけによるものであり、行動そのものが目的となるという意味で、自己目的性を有します。つまり、外発的動機づけによって維持されている行動は、その動機づけを維持している外的報酬がなくなれば、もはや実行されることはなくなりますが、内発的動機づけによる行動は、その行動自体に

価値がある限り維持されるのです。

　また、フェスティンガー（Festinger, L.）は、彼の**認知的不協和理論**の中で、認知的不協和はそれを低減させる方向への回避行動を動機づけると述べています。つまり、「タバコは健康に悪い」という事実と「自分はタバコを吸っている」という事実があり、それらが矛盾した認知（認知的不協和）となっている場合に、「タバコをやめる」（行動変容）、「タバコをやめるストレスの方が体に悪い」と考える（認知の修正）、「タバコの良い面」の情報を探す（新たな情報の収集）などの行動をとるようになるということです。

　加えて、アトキンソン（Atkinson, J. W.）は、特定の行動によって結果が得られるという期待の強さと、その結果がその個人に対して持つ価値の大きさとによって動機づけの強さが決定されるとする**期待－価値理論**を提唱しています。つまり、成功する見込みが高ければそのことについての達成動機は高まり、また成功した時の自分にとっての意味が大きければ（例えば、大きな報酬を得られるといった場合には）、やはり達成動機が高まるのです。

（3）人間的動機づけ理論

　人間の能動的な側面をさらに重視した動機づけ理論は、人間的動機づけ理論と呼ばれます。主体性・創造性・自己実現といった人間の肯定的側面を強調した心理学分野を人間性心理学と言いますが、この分野の提唱者であるマズロー（Maslow, A. H.）は、人間を「自己実現に向かって絶えず成長するもの」として捉え、**欲求の5段階説**を唱えました。彼は、欲求は低次のものから高次のものまで、①生理的欲求、②安全と安定の欲求、③所属と愛情の欲求、④承認と自尊の欲求、⑤自己実現の欲求の5層を成すとしました。これらのうち、低次の4層は欲求が満たされないほど欲求が強くなる欠乏欲求であるのに対し、最上位の自己実現の欲求は、下位の欲求がある程度満たされることによって出現してくるものであり、自分の能力、才能を十分生かし、自らを完成させ、人間的な成長を求める成長欲求であるとされています。

　また、ホワイト（White, R. W.）は、人間は環境を効果的に操作可能

とする能力（**コンピテンス**）を持っている感覚（**自己効力感**）を得るように本来的に動機づけられていると主張しています。つまり、「自分にはできる（できた）」という感覚を持つことが人間にはとても重要であり、それを求めて行動するのだというのです。

　また、デシ（Deci, E. L.）は、人間は有能で自己決定的であるという自己決定感への欲求を持っていると述べています。「そろそろ宿題しようかな」と考えていた時に、親から「いつになったら宿題やるの！」と言われると途端にやる気をなくすのは、この「自己決定」を邪魔されたからなのです。

　これらの理論に従えば、例えば仕事に対する動機づけを高めるためには、まずは生活や人間関係を安定させることが大切ですが、その後は単に報酬を大きくするのではなく、むしろ好奇心を刺激し、明確で達成可能な目標を設定することで自己効力感を高め、その課題に取り組むことを自ら主体的に決定する機会を確保することが重要になると言えるでしょう。

参考文献

Damasio, A. R.(1994). *Descartes' error : emotion, reason, and the human brain*. New York : Putnam Adult.
　　（ダマジオ，A. R. 田中三彦（訳）（2000）．生存する脳　講談社）
鹿毛雅治（1994）．内発的動機づけ研究の展望　教育心理学研究，**42**，345-359.
Lazarus, R. S., & Folkman, S.(1984). *Stress, appraisal, and coping*. New York : Springer.
　　（ラザルス，R. S.・フォルクマン，S. 本明寛・春木豊・織田正美（監訳）（1991）．ストレスの心理学——認知的評価と対処の研究　実務教育出版）
Nolen-Hoeksema, S., Fredrickson, B. L., Atkinson, R. C., Loftus, G. R., Hilgard, E. R., & Lutz, C.(2014). *Atkinson & Hilgard's Introduction to Psychology*(16th ed.). Cengage Learning EMEA.
尾仲達史（2010）．情動　近藤保彦他（編）　脳とホルモンの行動学——行動神経内分泌学への招待　西村書店　143-157.
大平英樹（編）（2010）．感情心理学・入門　有斐閣アルマ
Schachter, S., & Singer, J. E.(1962). Cognitive, social, and physiological determinants of emotional states. *Psychological Review*, **69**, 379-399.

演習授業用課題

◆ どうすれば「怒り」や「悲しみ」などのネガティブな感情を上手くコントロールできるでしょうか。感情の理論やメカニズムを踏まえて考えてみましょう。

◆ 生活習慣病の患者さんが生活スタイルを改める動機づけを高めるためにはどうすればいいでしょうか。いろいろな動機づけ理論に基づいて考えてみましょう。

推薦図書 📖

大平英樹編『感情心理学・入門』（有斐閣アルマ，2010）.
　感情心理学の概論書。特に感情を制御する脳神経系のメカニズムや感情の進化など、生物学的視点に基づく感情研究についてわかりやすくまとめてあります。

渡辺茂・菊水健史編『情動の進化──動物から人間へ』 小野武年（監）情動学シリーズ 1（朝倉書店，2015）.
　情動という適応的メカニズムがいかに進化したかについて、主に動物を用いた基礎研究をもとに考察した本です。相手の気持ちを理解する共感性や社会的な絆は進化的にどこまで遡れるのか？　そして、それを可能にしている脳神経系のメカニズムは何か？　最新の研究がわかりやすく解説されています。

武井麻子『感情と看護』（医学書院，2001）.
　近年、肉体労働、頭脳労働とは別に、感情のコントロールが業務上必要不可欠な労働を「感情労働」として捉えるようになってきています。本書では、看護の感情労働としての厳しい側面が、著者自身の体験を踏まえながら論じられています。

看護学生の「やる気スイッチ」が
オンになる時

佐居由美

　多くの看護学生にとって、最大の関門は病棟実習です。病棟実習では、看護学生は様々な感情を体験します。病棟に初めて行く「不安」、患者さんに拒否されるのではないかという「恐れ」、思うように血圧が測定できないという「悔しさ」、患者さんにお礼を言ってもらった時の「嬉しさ」、看護師に褒めてもらった時の「喜び」、患者さんが亡くなる「悲しさ」、病棟実習が終わった「達成感」。これらの心の体験に、看護学生は、時には顔をこわばらせ、時には笑い、時には泣きます。

　病棟には病を治療するために入院している患者さんがいます。治療が功を奏し笑顔で退院される時、医療者にとって、それは無上の喜びです。けれど、治療の甲斐なく患者さんが亡くなられた時、言いようもない虚しさ、悲しさ、時には自分の未熟さに、とてつもない不甲斐なさを感じることもあります。看護学生は実習で様々な感情を体験し、少しずつ看護師としての振る舞い方を習得していきます。それは決して、臨床での出来事に無感情になるということではありません。看護学生は患者さんとご家族の喜怒哀楽に寄り添いながら成長していくのです。

　看護師の仕事は、キャビンアテンダントと同様、感情労働だと言われます。私生活で辛いことがあっても、笑顔で優しく患者さんに接しなくてはなりません。複数の患者さんのうちのお一人の容体が急に変化して、同時にやらなければいけないことが多く発生しても、患者さんに丁寧に対応します。時には、病の辛さで苛立つ患者さんの激しい言葉を全身で受けとめます。このような日々に、心が疲れてしまった看護師は、燃え尽きて退職してしまうことがあります。人のためになる仕事がしたい、患者さんの笑顔が見たい、と看護師になっても、病棟での様々な感情体験による心の疲れや、人手

不足などによる多忙からくる身体の疲労により、看護の職場を去ってしまうのです。看護学生は、学生時代から心と身体の仕組みを学び、心と身体の疲労を回復する方法を身につける必要があります。

　臨床での感情の体験は、次のステップへの動機づけとして作用することもあります。私は看護教員として、看護学生の実習指導をしていますが、実習における患者さんとの体験が、学生の看護の学びへの強い動機づけとなることがしばしばあります。患者さんが治療に専念できるように、少しでもよりよく入院生活を過ごしてもらうにはどうすればいいだろうか、と学生が考え実施したことを患者さんが喜んでくれた時、それは、学生にとって看護を学び続ける最大の動機づけとなります。

　実習で、なかなか眠りにつけない患者さんを担当した学生がいました。「夜、全然眠れなくて…」と患者さんはとてもお辛そうです。学生は患者さんが眠れるようになるためにどうすればいいだろうか、と一生懸命考えました。患者さんを日々担当する中で、その方がお風呂好きなこと、ご自宅では寝る前にいつも入浴していたことがわかりました。けれど、患者さんは体調が悪く入浴することができません。学生は、洗面器に温かいお湯を準備し、患者さんの両足を足首の上まで浸けました。ご本人が、いつも使っていたアロマの入浴剤をお湯に入れました。患者さんは「あ〜、気持ちいい」「とてもいい香り、お風呂に入っているみたい」と思わずおっしゃったそうです。気持ちよさそうなお顔に、学生はとても嬉しくなりました。翌日、ご家族から「あなたに足をお湯で温めてもらったおかげで、リラックスできてよく眠れたと（患者さんが）昨日、言っていたのよ。本当に、ありがとう」とお礼を言われました。学生はとても充実した気持ちになり、患者さんのためにもっともっと学びたいと思いました。よい看護をすることへの強い動機づけが生まれたのです。実習での患者さんとの体験は、往々にして、看護学生の「やる気スイッチ」をオンにするのです。

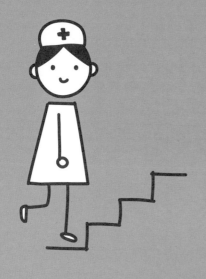

心の発達の心理学

第II部

第5章

ライフサイクルと心の発達①：パーソナリティの基盤をつくる（乳幼児期）

安藤智子

新型コロナウイルスの感染拡大を防ぐため、私たちは突然の生活様式の変化を迫られた。ふりかえると、子どもたちにとって入院は、「新しい生活様式」に急遽従わざるを得なくなった私たちの状況と重なる点があるように思う。

コロナ禍、養育者は子どもの安全を守るため、日常生活が戻ることを思い描きながら、遊び方や環境を工夫し、出来る限りの対応を行った。また、子どもの苦しさに寄り添い、一緒に気持ちを落ち着けて、彼らと向き合ったのではないだろうか。子どもにとっては、大人が自分たちを守り、日常生活を続けようとしてくれた体験そのものが、自分の存在を大切にしてもらう貴重な時間であっただろう。

乳幼児は、周りの環境（もの・人）との相互作用を通して、事物世界のルールや、対人関係を学びます。自分の周りで何が起きているかを理解し、他者の意図を推測し、それに応じて行動を調整します。そして、自分は守られる存在なのか、よいものと認められているのかという認知はパーソナリティの基盤を成します。

　子どもの経験を支えるアタッチメント対象は親だけではありません。子どもの生活の中で持続性・一貫性がある存在で、子どもの身体的・情緒的なケアをして、心をくだいてくれている人がアタッチメント対象になり得ます（Howes, 1999）。つまり、子どもの情緒的欲求に応える病院のスタッフは、子どもが苦痛を感じて泣く時、そばに来て欲しいと呼ぶ時に安心の基地となり、また、家族からの分離不安や痛みに耐え、治療に自律的に対応するための安全な避難所となることで、子どもの発達を支えます。

1. 世界を理解し、働きかける新生児期

A. 胎児の発達

　新生児は、誕生前から外界に関わる準備がなされます。妊娠初期の胎生4〜7週には、胎児の脳や神経系の80％が形成されます。妊娠中期には、胎児はあくびをしたり手を握ったり自発的に身体を動かし、親は胎動を感じます。そのころに胎児の脳神経がほぼ完成します。妊娠後期に入る25週頃に聴力が、続いて五感が完成し、睡眠リズムも現れて、外界で周りを見、聴き、理解し、働きかける準備が整います。

誕生後には、胎内で繰り返し聞いた母親の声を、他の女性や男性の声よりもよく聞き、自分を育む人に注目し反応します。

　また、生まれた時から周りをよく見て、状況を理解し、自ら働きかける能力を持っています。例えば、生後数時間後でも、他者の表情を模倣し、人の顔や動きを好んで注目します（図5-1）。

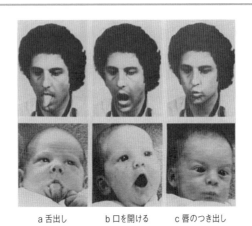

a 舌出し　　b 口を開ける　　c 唇のつき出し

図 5-1　大人の実験者の提示を模倣する誕生後 2～3 週の新生児（Meltzoff & Moore, 1977）

B. 周産期抑うつ

　妊娠後期から生後7日までを周産期と言います。この時期の母親はホルモンの変化に加え、結婚・就労・同居などの社会的な変化があります。喜ばしい変化だとしても、それはストレスであり、精神的に負荷がかかります（Holmes & Rahe, 1967, **第 11 章** p. 183 参照）。そして、周産期にある母親のうち 10～20％が抑うつを経験します（図5-2）。抑うつの症状によって、子どもの生活に気持ちを向けることが難しくなり、子どもの発達のリスクになり得ます（Murray, 1992）。親の不安により、子どもの欲求に沿わない侵入的な養育（欲求がないのに授乳する、遊びを制限する）や、子どもの欲求に気づかない、あるい

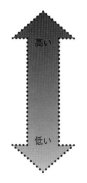

高い

低い

赤ちゃんか自分を傷つける考えを持つ
赤ちゃんと接しない
気分の揺れが大きい
悪い母親だと感じる
高い不安感
体重の増加や減少
落ち着きがなくなる
イライラする
よく涙が出る
睡眠の問題
食欲の変化

図 5-2　周産期の抑うつの症状

は対応しない等の不適切な養育になり得ます。子育ては意志や頑張りだけでは思うようになりません。なぜなら、新生児であっても独立した一人の人間であるため、子どもを尊重しながら養育するのは誰にとっても難しいことなのです。周産期の母親の抑うつの予防やスクリーニング、出産後のフォローアップは、親子を支える対応です。親が完璧を目指す必要はなく、子どもにとって**ほどよい（good enough）親**（Winnicott, 1965）になることを支えることは子どもの健全な発達を促します。

2. 環境を理解し適応する乳児期

A. 乳児の認知能力

　言葉を話す前の乳児も、3～5ヵ月頃までに、事物世界の基本法則や人の意図をある程度理解しています。例えば、黒いスクリーンが手前から向こうに立ち上がり倒れて箱にあたり止まる様子（可能事象）と、スクリーンが箱のあるべき位置を超えてそのまま倒れて止

まる様子（不可能事象）を見せると（図5-3）、乳児は本来箱があって止まるはずなのに止まらない不可能事象に驚いて、長く注目します。つまり置かれたものはそこにあり続けるという永続性や、物には境界があって他のものが通り抜けないことなどを理解しています。

　また、3ヵ月児でも、山を登ろうとしている人形を押し上げようと助ける人形を、押し下げようと邪魔する人形よりも好み、人の意図を理解し、向社会的な方を好みます（Hamlin, Wynn & Bloom, 2007）。このことから、乳児は、生後数ヵ月で、事物世界の基本法則や人の意図をある程度理解していることがわかります。

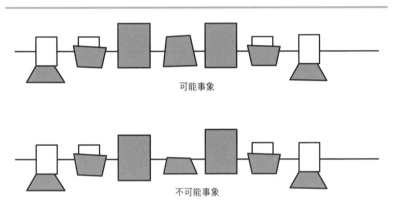

可能事象

不可能事象

図5-3　乳児の物の認識を捉える実験（遠藤，2005）

　さらに、乳児は自分の動きとそれに随伴する反応を理解します。生後4ヵ月頃には定頸し、対象に注意を向けて集中できるようになります。その頃、図5-4のように足を動かすと上のモビールが動く実験装置に乳児を寝かせると、そのことに気づき、モビールを見ながらさかんに足を動かします。その後、足を動かしてもモビールが動かないようにすると、繰り返し試して、おかしい、なぜ動かないのか？　というように苦痛を示し、泣き出します。つまり、乳児は「身体を動かすとモビールが動く」「声をかければ人が振り返る」の

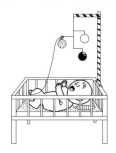

図 5-4　環境の随伴性の理解とその記憶

ように、自分の行動と随伴する物的・人的環境の応答を学習し、予測できるようになることがわかります。

　この理解は、言葉で説明されたり、言語を介したりして学ぶ宣言的知識（declarative knowledge）とは異なる、体験的な知識（procedural knowledge）です。乳児は、自分が働きかければ人や物などの環境がそれに応じて応答・反応する体験から効力感を得て、積極的に世界に働きかけるようになります。

B. 愛着（アタッチメント）の形成

　愛着は、空腹時や怖い時などの乳児にとって危機的な状況、あるいは潜在的な危機に備えて、特定の対象との近接を求め、またこれを維持しようとする人間やその他の動物の傾性（Bowlby, 1969/1982）です。ネガティブな感情が生じた時に、泣いたり叫んだりする愛着信号を出して、特定の対象にしがみつくのが愛着行動です。乳児は周りの環境や対応を学び、それに応じて、1 歳までに愛着行動の示し方に個人差が生じます（**表5-1**）。

　そうした愛着行動の個人差は、乳児を部屋に残したまま、養育者と 2 回分離・再会させる**ストレンジ・シチュエーション法**で測定できます（Ainsworth et al., 1978）。安定型の乳児は、養育者が去ると心的な苦痛を見せ、部屋に戻ってきた時に身体的・心理的な近接を求めます。そして、養育者の存在で容易に落ち着き、周りを見回した

表5-1　ストレンジ・シチュエーション法に見る子どもの特徴と養育者の日常の関わり

	ストレンジ・シチュエーションでの子どもの行動特徴	養育者の日常の関わり方
Aタイプ（回避型）	養育者が部屋を出ても不安を示さず、戻ってきても目をそらしたり、避けようとしたりする。養育者を安全の基地として行ったり来たりして探索を行うことがあまり見られない。	子どもの働きかけに拒否的なことが多い。微笑みかけたり身体接触をすることが少なく、子どもが苦痛を示しているとそれを嫌がる。
Bタイプ（安定型）	養育者がいなくなると、泣いたりやや混乱したりして親を求める。戻ってくると、抱っこなどの身体接触を求める。養育者を安全の基地として積極的に探索活動をする。	子どもの働きかけに相対的に敏感で、無理な働きかけが少ない。子どもとのやりとりを楽しんでいる様子がうかがえる。
Cタイプ（アンビヴァレント型）	養育者がいなくなると、ひどく混乱する。戻ってくると、身体接触を求める一方、押しやるといった怒りも示す。養育者から離れられず、安心して探索活動ができない。	子どもの信号にやや敏感でなく、子どもの気持ちや行動を調整することがやや不得手である。やりとりは要求に応じてというより、自分の気分や都合に合わせたものが多いため、子どもが同じことをしても一貫性を欠いた応答になる。
Dタイプ（無秩序・無方向型）	顔を背けながら養育者に近づく、しがみついたかと思うと倒れ込むなど、接近と回避の行動が同時、経時に起こる。不自然でぎこちない動きを示したり、タイミングがずれたり固まって動かなくなるようなことがある。何をしたいのか読み取りづらく、初めて出会う実験者などの方に、より自然な態度をとることもある。	精神的に不安定なところがあり、突発的に表情や声、あるいは言動一般に変調をきたす。パニックに陥り、子どもをおびえさせるようなことも多い。不適切な養育が認められることもある。

り、遊び探索に戻ることができるのが特徴です。不安定型には、親に近づいて慰めを求めない回避型と、それとは逆に長い時間慰めを求めて、やや怒りも示すアンビヴァレント型があります。このような個人差は、乳児がそれまでの親の対応に沿って愛着行動を調整した結果だと考えられています。つまり回避型は、愛着信号の受信が苦手で避ける傾向のある親にそばにいてもらうために、愛着信号を最小化しており、アンビヴァレント型は、子どもの愛着信号に沿った敏感な応答がされる時とされない時があるために、愛着信号を最大化していると推測されています。さらにこの3つのタイプに加えて、親に近接するための方略とはなっていない行動をする無秩序・

無方向型も見出されています。

　これらの愛着の個人差は、乳児の内的表象（internal working model）に反映されて、**パーソナリティー**や対人関係の持ち方の基盤になります。良質な愛着は、自分なりに取り組めばなんとかなるという肯定的な自己観と、周囲の人は概ね良い人で、困った時には助けてくれるという他者観からなる認知的な枠組を形成します。人生で困難に遭遇しても、自分なりに対応しようとするし、他者を信頼して頼ることができるようになります。自分の意図したようにならない悔しい思いをしても、もう少しがんばってみようと**レジリエント**に立ち直ることができます。また、人が間違ったり、失敗しても、それを修正することができると信じて、待ったり協力したりすることができます。このような自己肯定感や自尊感情、自己主張のような自分を信じる力、共感や協調する他者を信じる力は、非認知能力とも言われます。

C. 気質

　乳児には発達早期から行動の個人差があり、それを**気質**と言います。ニューヨークの縦断研究では、9つのそれぞれに異なる特徴が見出されています（**表 5-2**）。

　トーマス（Thomas, A.）とチェス（Chess, S.）は、これらの特徴を組み合わせて、①生理的機能に規則性があり、新しい刺激に積極的で順応が早く、機嫌がよいことが多い「扱いやすい子」、②生理的機能が不規則で、新しい刺激に回避的で順応が遅く、不機嫌なことが多い「扱いにくい子」、③新しい状況や人に対して回避的で慣れるのが遅い一方、生理的に規則的で機嫌もよいことが多い「時間のかかる子」、そして、④「平均的な子」に類型化しました。このうち、青年期までに精神医学的な行動上の問題が生じる割合は、「扱いづらい子」や「時間のかかる子」に高い傾向がありました。機嫌の悪さや怖がりやすい傾向を持った乳児には、親も関わりづらく、育児に自信を持ちづらいでしょう。子どもの気質が難しいので、親が支持的に関わりづらく、叱ることが増え、それがまた子どもの気分に影響

表 5-2　乳児の気質特徴

①**活動水準**　からだの動きの度合い、活発な時間と不活発な時間の割合
②**生理的周期性**　睡眠・空腹・排泄などの生理的機能の規則性
③**新しい刺激に対する接近-回避傾向**　新しい状況や事物への最初の反応の仕方
④**順応性**　新しい状況や事物への慣れやすさ
⑤**反応の強さ**　外的刺激や内的刺激（空腹など）に対する反応の強さ
⑥**反応の閾（いき）値**　反応を引き出すのに必要な刺激の度合い
⑦**機嫌**　快・不快の感情表出の度合い
⑧**気の紛れやすさ**　行動をやめたり変化させたりするために必要な刺激の量
⑨**注意の幅と持続性**　ひとつの活動の持続時間と妨害があった時の執着

するという親子の双方向の影響関係が推測されます。

　一方で、扱いづらい気質でも問題が生じない子どももいて、それは環境の適合のよさ（goodness of fit）が関連していました。つまり、子どもの気質に合わせて、「時間のかかる子ども」の場合には慣れるまでに時間をかける、「扱いにくい子ども」には、気持ちを落ちつけるような準備をするなど、周りの人や物の環境を子どもの気質に合わせることで、子どもの心身の発達が促されます。

3. 制御する能力が育つ幼児期

A. 自分のしたいことがわかり実行する

　9ヵ月頃には、ハイハイしながら探索し、判断の迷う状況では親の顔を見ます。親が大丈夫と笑顔を返すと探索を続け、ダメという顔を見せれば、そばに寄らないというように親を手がかりにする、**社会的参照**（social referencing）により、外界を理解し対応します。

　1歳頃に歩行を獲得し、広い世界を探索できるようになり、2歳頃には言語でのやりとりが可能になり、活動が活発になります。あれ

をしてみたい、これを食べたいと、子どもから要求がはっきり示されます。一方、初めてのことに挑戦するので、うまくいかないことばかりです。親から止められたり、排泄はトイレでしなさいなどと、日常の生活習慣を教えられたりする時期でもあり、子どもが欲求不満を感じる機会も増えます。この時期は、子どもが自分なりにしたいことがわかり、それを試してみている段階です。大人は、その子なりの試行錯誤を応援して、自律性を育みます。

B. 他者の視点を取り入れて制御する

幼児期後期には、「頭に手をあててうさぎの耳のように保持しながらジャンプする」のように、一度に複数の操作ができるようになります。身体的に複数のコントロールができるのと同様に、自分の要求だけでなく他者の要求も推測し、それを考慮して行動することができるようになります。

他者の視点から事象理解を確認する**誤信念課題**があります（図5-5）。サリーがかごに入れたビー玉を、サリーが部屋を出た時に、アンが箱に移します。部屋に戻ってきたサリーは、ビー玉を探すためにかごと箱のどちらを開けるかをたずねる課題です。4歳頃からは、自分の見た視点（ビー玉は箱にある）を抑制して、サリーの視点に立って「かごを探す」と回答することができます。ちょうど、友だちの意図や感情を推測してそれに合わせて譲ったり、慰めたりすることができるようになる時期です。また、こうした発達は、子どもが「心」を持つと考えて、子どもの心的状態を推測して話す親の働きかけ（mind-mindedness）との関係も見出されています。

自己制御には、自分の希望を伝えることができる自己主張と、他者に譲ったり感情を抑制したりする自己抑制、それに夢中になっていても呼ばれると反応するなどの注意の移行や、話しを最後まで聴くなどの注意の焦点化などが含まれます。自己制御が発達するこの時期に、これらがバランスよく発達するよう配慮することが望まれます。集団生活においては、感情を抑制し、周りの状況に合わせる自己制御行動は望ましいことですが、同時に、本来あるはずの子ど

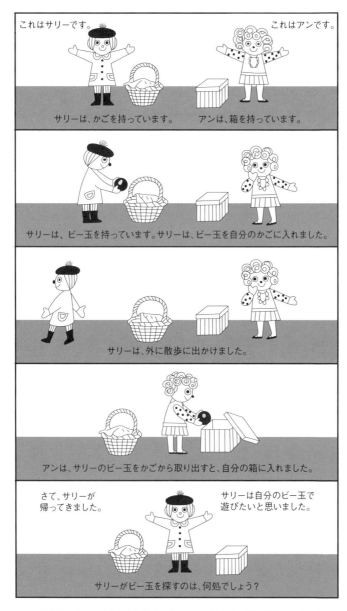

これはサリーです。　　　　　　　　　　　　　　　　これはアンです。

サリーは、かごを持っています。　　　アンは、箱を持っています。

サリーは、ビー玉を持っています。サリーは、ビー玉を自分のかごに入れました。

サリーは、外に散歩に出かけました。

アンは、サリーのビー玉をかごから取り出すと、自分の箱に入れました。

さて、サリーが　　　　　　　　　サリーは自分のビー玉で
帰ってきました。　　　　　　　　遊びたいと思いました。

サリーがビー玉を探すのは、何処でしょう？

図 5-5　誤信念課題（サリーとアンの課題）（遠藤他，2011）

もの感情や自己主張を認め引き出すことも必要です。認知的に未熟で、制限のある中で、子どもが自分の要求に気づき、表現するには周りの大人の配慮や工夫が必要です。親や先生など身近な大人の期待に応えたいという気持ちと、それと反する気持ちがあって当然で、「どちらの気持ちもあるよね」という共感が子どもの気持ちの探索を支えます。

4. 病院や施設でのケアへの応用

A. 家族からの分離への配慮

　子どもが入院治療を開始する際、新しい環境や家族との分離にどのような配慮が必要でしょうか。例えば、絵本などで、登場人物が家から離れて病院で眠ったり食べたりしながら、治療して帰ってくるというストーリーを読むことで、自分自身の入院生活に見通しを持つことができます。その他にも、日常生活で使っているぬいぐるみやタオル、毛布などの**移行対象**（transitional object）を持参するのも子どもの分離不安を和らげることに役立つでしょう。

　子どもは、気持ちが落ち着いていれば自律的に探索します。絵を描いたり、折り紙やねんどで形をつくったり、レールをつないで電車を走らせたり、ごっこ遊びで食べたいものをつくったり、ストーリーの中で駆け回り、活動の制限を超えて自由に羽ばたくことができます。また、自分の経験を遊びで再現することもあります。実際に津波被害を目撃した後に、それを再現した遊びをする子どもたちもいました。受けざるを得なかった経験を自ら繰り返しイメージの中で再現したり、誰かと話し共有することが、子どもにとって困難な経験を自分なりに位置づけていく助けになるでしょう。

B. 否定的な感情への寄り添い

　自分や他者の感情に気づき、表現し、そして調整することは乳幼児期から始まります。どのような感情をどう評価するかは家族や仲間文化や社会的なルールなどの影響を受けます。特に、喜びと同様に怒りや悲しみなどの否定的な感情もそれに気づき、表現して調整する必要があります。

　これには、親や周りの人がその感情をどう表現しているかがモデルになり、それを子どもに話して教え、子どもが感情を調整する対処方略を育みます。嫌だ、怖い、どうして？　という怒りや不安、悲しみの感情はとても率直な感情です。こうした感情を子どもが一人で抱え込まないように、周囲の大人は「怖い感じがするよね」「気持ちを隠さずに話してくれてありがとう」と受けとめ、辛い気持ちに寄り添う態度が、子どもの感情調整を助けます。

　また、親が子どもの感情に寄り添うには、助けが必要です。子どもの病気やケガなどで親自身が動揺している時には、家族や専門家がその気持ちを妥当だと認め、話を聴き、落ち着かせます。親の気持ちが落ち着くと、子どもの気持ちを落ち着ける対応に向かうことができます。

　子どもにネガティブな感情が生じた時に周囲の大人がどう寄り添ったかは、愛着形成に関係します。困ったらくっつきたいという愛着欲求や、本当の気持ちを隠して、周りの期待に沿った「よい子」としての**偽りの自己**（false self）で生活していくのは、心身の発達にとってリスクです。困った時にその感情を表現し、助けを求めることが**真の自己**（true self）の形成につながります。その過程を支えるために、大人から「どんなことでも感じていることは教えてね」「一緒に気持ちを落ち着けよう」と積極的に働きかけるとよいでしょう。

参考文献

Ainsworth, M. D. S., Blehar, M. C., Waters, E., & Wall, S.(1978). *Patterns of attachment：A psychologial study of the strange situation*. Erlbaum.

安藤智子(2009). 妊娠期から産後1年における母親の抑うつに関する縦断的研究 風間書房

Bowlby, J.(1969/1982). *Attachment and loss. Vol. 1. Attachment*. New York：Basic Books.

遠藤利彦編 (2005). 発達心理学の新しいかたち 誠信書房 120.

遠藤利彦他 (2011). 乳幼児のこころ 有斐閣アルマ

Hamlin, J. K., Wynn, K., & Bloom, P.(2007). Social evaluation by preverbal infants. *Nature*, **450**, 557–559.

Holmes, T. H., & Rahe, R. H.(1967). The social readjustment rating scale. *Journal of psychosomatic research*, **11**, 213–218.

Howes, C.(1999). Attachment relationships in the context of multiple caregivers, in J. Cassidy & P. R. Shaver （Eds.）*Handbook of attachment：Theory, research, and clinical application* （pp.671–687). New York：Guildford Press.

Meltzoff, A. N., & Moore, M. K.(1977). Imitation of facial and manual gestures by human neonates. *Science, new series*, **198**, 75–78.

Murray, L.(1992). The impact of postnatal depression on infant development. *Journal of Child Psychology and Psychiatry*, **33**, 543–561.

Winnicott, D. W.(1965). *The maturational processes and the facilitating environment*. Hogarth Press.
（ウィニコット，D. W. 牛島定信（訳）(1977). 情緒発達の精神分析理論──自我の芽ばえと母なるもの 岩崎学術出版社）

演習授業用課題

◆入院中の乳幼児が自律的に遊ぶことができる環境を考えてみましょう。

◆治療や手術、投薬、入院等について、子どもが安心できるように説明をするには、どのように伝えるとよいでしょう。

◆子どもに対して弱すぎる態度や厳しすぎる態度を示す親を支えるには、どのような言葉をかけるのがよいか話し合ってみましょう。

◆死産した女性から、亡くなった赤ちゃんの葬儀に参加してもよいか、たずねられました。どう回答したらよいでしょうか。また、どのような情報提供が必要でしょうか。

推薦図書 📖

遠藤利彦他『乳幼児のこころ』（有斐閣アルマ，2011）

　乳幼児の発達について、図表入りで解説しています。実際の支援を具体的にイメージできるトピックもあり、発達心理学の知見をわかりやすく学ぶことができます。

数井みゆき編『アタッチメントの実践と応用』（誠信書房，2012）

　アタッチメントは、人間関係のありとあらゆるところに見出すことができます。医療・教育・支援の場で、それらをどのように見出すのか。本書は安全なアタッチメント形成のための具体的な取組みについて書かれています。

ウォーデン，J. W./山本力（監訳）『悲嘆カウンセリング』（誠信書房，2011）

　周産期や乳幼児期における喪失とは何か、また、それに伴う悲嘆の過程について知り、積極的に悲嘆の段階を経験できるような援助を行うために役立つ一冊です。

親子のはじまりを支援する

齋藤英子

　「Aちゃんは何で私がバイタルサインを計ろうとすると泣き始めちゃうんだろう。触り方が悪いのかな。私のこと嫌なのかな。ごめんね」はじめて早期新生児と関わる際に、学生さんからよく聞かれる言葉です。気配を消して神経を研ぎ澄ませて一生懸命観察をして（静かに寝ているから大丈夫かな）と思っていたのに、その気配を察したかの様に泣かれてしまう。多くの学生さんが母性看護実習の中で体験することではないでしょうか。さて、泣いてしまった赤ちゃんは、本当に学生さんから触られることが嫌なのでしょうか。

　赤ちゃんは、どんなことを感じていて、私たちへ何を伝えようとしているのでしょう。ブラゼルトン（Brazelton, T. B.）は、新生児が人・音・光という周りの環境から刺激を受けるだけでなく、自らの行動を通して刺激へ反応し、自身の状態を調整していること、個々の赤ちゃんの行動や反応には、私たちと同じ個別性・社会性があることを明らかにしています（ブラゼルトン他, 1998）。生まれた直後の赤ちゃんは既に、周囲から全身でいろいろなことを感じ、自分が何をしたいかを一生懸命発信する力を持ち合わせています。学生さんが触れた時、もしかしたら赤ちゃんはやっと浅い眠りについたのに服を脱がされ急に起こされたので泣いたのかもしれませんし、お腹がすいたのを思い出して泣いたのかもしれません。話しかけるだけで泣き止む時もあれば、それだけでは落ち着かない時もあるでしょう。「泣き」は単なる不快ではなく、どうして欲しいのか、その時の赤ちゃんなりに伝えようとしているサインなのかもしれません。

　出産直後、ご家族が生まれたばかりのお子さんを見つめながら話しかけると、いつも聞いていた声に誘われて、閉じていたまぶたをゆっくり開き、瞬きをしながら目をキョロキョロ動かしたり、目をキラキラさせて声のする方に耳を澄ませているような表情をしま

す。両腕をクロールするように動かし、自分の顔を声のする方に向けようともします。しばらくすると、口をパクパクさせて頬を左右に動かし、おっぱいを探すようなしぐさが見られます。うまいこと自分で乳首を見つけておっぱいを吸い出す子もいれば、どこ？　と一生懸命探して母親の顎の下まで登っていく子もいます。おっぱいをしばらく吸うと、赤ちゃんは自然に静かな眠りに入ります。まるで、「お母さんも私の出産で疲れただろうから一緒に少し休もうよ」と言わんばかりです。親子のはじまりの大事なひと場面です。

　出産後、母親の体は回復期にありますが、こころもホルモンの変動により揺れ動きやすくなる時期です。どんなケアが求められるのでしょうか。育児は24時間営業です。赤ちゃんの行動や反応に困惑したり、赤ちゃんの健康のためを思って頑張っている母乳育児が上手くいかなかったりすると、母親は「私のこと嫌いなの？」、「一晩中、抱っこ／おっぱいしないと泣いちゃう。私がうまくできてないのかな。おっぱいが足りないのかな？」と赤ちゃんとの時間を楽しみにしていたぶん、自己効力感が下がりやすい状態に陥ります。

　そんな時、「私はそばにいて話を聞くことしかできなかった」と落ち込む学生さんが多くいます。しかし、一時的な気分の落ち込みを乗り越えた母親からは「1人でいると辛い時、学生さんがそばにいて一緒にあやしてくれたり、『昨日よりも口を大きく広げて頑張っていますよ』とか、この子のことをよく見てくれて、いっぱい話を聞いてくれたおかげで頑張れた」という話を度々聞きます。

　まずは、赤ちゃんをよく観て、母親の傍にいて一緒に感じ、見守り、話をよく聴いて寄り添いながら、目の前の赤ちゃんが行動を通して伝えていることと親御さんの思いを感じてみましょう。

【参考文献】

Brazelton, T. B., & Nugent, J. K.(1995). *Neonatal behavioral assessment scale*. Mac Keith Press.

　（ブラゼルトン, T. B.,＆ヌージェント, J. K. 穐山富太郎・大城昌平他（監訳）(1998). ブラゼルトン新生児行動評価（第3版）医歯薬出版）

第 6 章

ライフサイクルと心の発達②：
広がる子どもの世界
（幼児期・児童期）

江口めぐみ

　小児病棟での看護実習にも少しずつ慣れてきた。俗に言うイヤイヤ期にあたる子どもたちの中には自己主張が強く、治療を嫌がる子も多い。子どもたちの発達にあわせてコミュニケーションはどう変えるべきなのだろう。

　また、子育てに悩む母親等に対して、看護師としてどんなサポートができるだろうか。

子どもの物の見方や考え方、コミュニケーションには大人と違った特徴があります。もちろん子どもにはそれぞれ個性があり、成長には個人差が見られますが、発達の仕方や順序には共通した特徴があります。本章ではそうした子どもの特徴について取り上げます。

　なお、本章では幼児期・児童期の「子ども」を扱います。幼児期は生後1、2歳頃〜就学前で、からだや心の変化が著しい時期です。この時期には、遊びやしつけを通して日常生活に必要な基本能力を身につけていきます。児童期は小学生の時期にあたり、幼児期よりも成長の変化は穏やかで、勉強や運動などを学ぶ意欲が高まる時期と言われています。

1. 子どもの認知の発達

A. 体当たりで理解する（感覚運動期）

　心理学者のピアジェ（Piaget, J.）は、子どもの物の見方や捉え方（認知）にはいくつかの発達段階があると唱えています。

　まず、生後〜2歳頃では、まだ「ことば」を十分使いこなすことができません。その代わりに、五感を使って周りの様子を知ろうとします。物へ手を伸ばしてつかんで落としたり、口に入れてなめてみたりと、体当たりで環境に働きかけます。なんでも触ったり口に入れたりするので、大人としては安全や衛生の面が気になるかもしれません。ですが、子どもが自分の感覚や動作をフル活用することには、脳の発達につながる大事な役目があります。また「物から手をはなすと、下に落ちる」など、自分の行動とその結果を結びけるようになり、環境を理解し順応していきます。

B. イメージやことばを使う（前操作期）

　次の発達段階では、実際に行動をしなくてもイメージやことばを使って結果を想像したり、理解したりすることができるようになり、子どもの認知世界は大きく広がります。ただし、その思考内容は大人のように論理的ではありません。この前操作期は、さらに大きく２つに分かれます。

（1）イメージが発達する（象徴的思考期）

　前半の２〜４歳頃は、目の前にない物をイメージする能力（**象徴機能**）が発達します。想像力が豊かになりますが、空想と現実の区別がつかず、夢で見たことやおとぎ話などを実際の出来事のように考えたりします。お気に入りの人形とおしゃべりしたり、「お日様が笑っている」など、命のないものに対して命があると考えたりする**アニミズム**も出現します。

　乳幼児期の赤ちゃんは、目の前の人や物を真似することがありますが、この時期には対象が目の前になくても、思い出して真似することができるようになります（**遅延模倣**）。おままごとでパパやママの真似をしたり、テレビで見たキャラクターになりきったりする「ごっこ遊び」がよく見られるようになります。

（2）自分の視点から理解する（直感的思考期）

　後半の４〜７歳頃では、「ネコとイヌは、どうぶつ」のように、「Aとは○○である」という**概念**を理解し始めます。「くだもの」「のりもの」のような分類・区別ができるようになりますが、「雲は動くから、どうぶつ」と考えるなど、その分類は不正確です。また、物には数や量（大きい、小さい、たくさん、同じなど）があることを理解します。ただしその理解は、見た目の特徴などに影響を受けやすい**直感的思考**です。図6-1を見てください。この時期の子どもは、質問1では「AとB（の▲の数）は同じ」と答えますが、質問2では「Bが多い」と答えます。これは見た目（この場合は配置）が変化しても、対象そのもの（数、量など）は変化しないということが理解できていないためです。

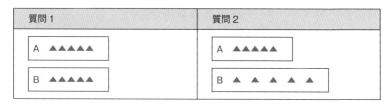

図 6-1　AとBで、▲はどちらが多いか？

また「自分から見える物」を基準に物事を捉えており、「他の人の視点に立つ」という力は十分発達していません（**自己中心性**）。この頃の子どもがかくれんぼをすると、本人は隠れたつもりでも顔だけしか隠れていないことがよくありますが、これも自己中心性の一例と言えるでしょう。

C. 自分の視点にとらわれない（具体的操作期）

7〜12歳頃では、自分の物の見え方に左右されることなく物事を理解することができるようになります。先程の図6-1を小学校低学年に尋ねると、「もとに戻したら同じになるから」「とったり増やしたりしていないから」など客観的に考えて、質問2でも「AとB（の▲の数）は同じ」だと理解できるようになります（「**保存の概念**」の成立）。また9〜10歳頃には、自分と相手の見え方は異なるということを正確に理解できる「**脱中心化**」が起こります。

このように、幼児期よりも高度な認知処理をすることができますが、小学校低学年では頭の中だけで思考をするのはまだ難しく、具体的な物を使って考えます。おはじきで計算をしたり、絵や映像、身近な例を用いたりする授業が多いのはこのためです。8〜9歳頃には、授業で扱う内容が具体的な物から抽象的な物（公式など）へと移っていきます。この移行が上手くできずに学習でつまずく子が出てくるため、「9歳の壁」と呼ばれています。

D. 論理的で抽象的な思考（形式的操作期）

　12歳頃からは具体的な例や物がなくても頭の中だけで処理をすることができます。自分が体験していないことや知らないことでも、これまでの経験や知識から仮説を立てて推論したり、「友情とは？」など抽象的な概念について議論したりと、より高度な認知的操作ができるようになります。授業では、教科書の絵は少なくなり文字が増え、より抽象的な内容が増えていきます。

E. 認知とことばの発達

　幼児期は「ことばの拡大期」と言われます。1歳頃に初めての有意味語である初語が出現した後にことばは徐々に増え、50語を超えると語彙が爆発的に増加します。2歳以降は3語以上からなる多語文（「ママ・おやつ・ちょーだい」）が現れ、「あれなーに？」と物の名前を知りたがります（**命名期**）。3歳以降は、時制（いつ、どこで）の区別や、「なんで？」と理由や因果関係を知りたがる**質問期**があります。ことばと認知はそれぞれ独立に発達しますが、だんだん関連し合い、ことばを使って物事を考える「言語的思考」が発達していきます。また、ことばは人とコミュニケーションを取る上でも非常に役立ち、社会性の発達とも密接に結びついています。

2. 子どもの社会性の発達

A. 幼児期の特徴──遊びを通してつながる

　幼児期の子どもは、保育所や幼稚園、公園などで同年代の子と関わる機会が増えます。それまでの養育者との絆（**愛着**）をベースに、少しずつ人間関係の幅を広げていきます。

　「子どもの仕事は遊ぶこと」だと言われますが、特に遊びを通して

社会性、自律性、知的能力、運動能力など、幼児期に必要な様々な能力を総合的に身につけていきます。

2～3歳頃は、子ども同士がそばで遊んでいても自分の遊びに夢中でお互いに関心を示さない「**並行遊び**」が主ですが、3～4歳頃ではおもちゃの貸し借りや交流はあるものの、それぞれが好き勝手に遊ぶ「**連合遊び**」が見らます。4歳頃では「一緒にお城を作ろう」「じゃあ私は門を作る」など、協力・役割分担が見られる「**共同遊び**」が出てきます。ルールのあるゲームでは、そのルールを共有して遊べるようになります。

また、子ども同士の遊びには、ささいなもめごとやケンカがつきものです。おもちゃの取り合い場面で3歳児は「ダメ！」と言う、おもちゃを離さず逃げる、などの方法を取りますが、5～6歳頃には「すぐ返すから」「少しならいいよ」という交渉や、ケンカをせずに解決する方法を考え出すようになります。仲間との関わりを通して、自分と考えや性格が似ている子もいれば全く違う子もいることや、集団のルールやコミュニケーションの基礎などを体得していきます。大人がすぐに仲裁するのではなく、見守る姿勢も大切です。

B. 児童期の特徴——グループを作る

小学校低学年くらいまではみんなと仲良くしていますが、小学校中学年頃からは、次第に特定の子どもたち（同年代の同性）と少人数のグループを作るようになっていきます。男子では「**ギャング・グループ**」と呼ばれるグループができます。一緒に冒険やいたずらをしたり、秘密を共有したりしてメンバー同士の結束が強まります。いつも一緒の仲間で行動し、それ以外の人は仲間に入れないなど、閉鎖的な特徴があります。女子では「**チャム・グループ**」と呼ばれるグループができます。共通の話題や興味関心でつながり、交換日記や他愛ない手紙などのやりとりもよく見られます。興味関心が合わなくなったり、別のグループの子と仲良くしたりしていると、グループから排除されることもあります。

児童期は大人から自立して、自分の世界を広げていこうとする時

期です。学校や友だちのことなど、大人に話さない秘密や悩みも増えていきますが、自分一人で対処できるほど成熟しているわけではありません。その時に自分とよく似た仲間がいることで子どもの不安は和らぎ、勇気づけられます。また適切な自己主張や仲間内での立ち振る舞いなど、社会生活に必要な様々なスキルや知識を習得していきます。

C. 相手の心を理解する

他の人の感情や考えなど「他者の心」への理解も、幼児期から児童期にかけて発達していきます。3歳頃までは「自分はこう思うから、相手も同じだろう」と捉えやすく、自他の心の区別は十分ではありませんが、4歳頃から次第に「自分と他者の気持ちや考えは違う」と理解したり、相手の気持ちを推察したりする「**心の理論**」が発達します。この頃には相手の立場に立って（他者の視点取得）、その気持ちを理解したり、共有したりする「**共感性**」も育っていきます。例えば、欲しくないプレゼントをもらった時に「相手にはがっかりした顔を見せない」など、相手の気持ちを考えて、言動を調整する様子が見られます。

D. 道徳性の育ち

子どもは大人からのしつけや社会のルールを通して「何がよい行いで、何が悪いか」を理解しはじめ、次第に自分で考えて判断する力（**道徳性判断**）を身につけていきます。コールバーグ（Kohlberg, L.）は、道徳性判断にも以下の発達段階があるとしています。例えば、友だちにいじわるをされて、「相手にやり返すかどうか」を考える時に、幼児期の4〜5歳頃は、自分のルールを持ち出し、『怒られるからダメ』『ケンカしないでいればお菓子をもらえる』など罰やごほうびを元に判断をします。小学校中学年頃からは「周りに認められるかどうか」というよい子志向が目立ち、「きまりや秩序を守るべき」と考えるタイプの子も現れます。10代後半頃からは正義や法律、人としての倫理や良心に従って判断する子も出てきます。また、公平

さや正しさを大事にする「男性的な基準」や、みんなが幸せになることを大事にする「女性的な基準」を持つ子どもも見られます。

　「何が正しいか」の判断は、人や場面によって様々です。決まった正解を教えるのではなく、自分とは異なる立場に立つこと（役割取得）や、「自分ならどうするか」を考え、みんなで話し合うような道徳教育が大切だとされています。

3.「死」を理解すること

A.「死」への理解の発達

　私たち大人は「誰でもいつかは死ぬし、一度死んだら生き返ることはない」ということを自然と理解しています。それでは、子どもはどのように「死」を理解していくのでしょうか。ネーギー（Nagy, M. H.）は、子どもの「死への理解」は成長と共に3段階で発達すると述べています。

　第1段階の2〜4歳頃では、生きていない物にも意識や生命があるという「**アニミズム**」の考えを持つ子どもが多いため、生と死をうまく理解するこができません。そこからだんだんと、「動いているものには命がある」「生き物だけに命がある」と理解していきます。また、死は「動かない」「息をしていない」「ピストルで撃たれると死ぬ」など、自分が見聞きした情報をもとに、表面的な現象として理解されます。死に直面して悲しむ様子も見られますが、本当の意味での死を理解しているわけではありません。死は別離（遠くへ行ってしまう）や眠りと同じような、一時的な出来事だと感じています。

　第2段階の5〜9歳頃には、ペットや植物を育てる経験などを通して、死ぬと二度と生き返らないこと（不可逆性）がわかります。また、死は特別なことで、自分には起こらないと思っていますが、7〜8歳になると自分も死ぬ可能性があると悟るようになります。

第3段階の10歳頃になると、命あるものはいつか必ず死ぬ（不可避性）とわかり、大人と同じように死を理解することができるようになります。

B. 子どもと「死」への反応

子どもは死の理解が不十分なまま、身近な人やペットとの死別を体験することになるかもしれません。家族が亡くなったそばで、元気に騒ぐ子どもを見かけたりしますが、死の意味をよく理解できていない子にとっては、仕方のないことです。ただし、愛情を感じる相手を失う体験は、死の理解に関わらず、子どもに大きなストレスをもたらします。死をよく理解できていない2歳未満の子どもでさえ、「死」に直面した後には、不機嫌や怒り、寝つきの悪さなどが表われるという意見もあります。また、子どもの場合は特に「自分が悪い子だったから」など、死を自分に関連付けて受け止めることがあります。さらに死に対する恐怖や不安を、はっきり表現できずにいることも多いとされています。一見、平気そうな様子であっても、子どもを見守り、寄り添ってあげることも必要です。

4. 子どもの課題と周囲の対応

A. 幼児期の「イヤイヤ期」

2〜3歳頃になると「**自我**」が急速に芽生えます。なんでも自分でやりたい気持ちと、一人ではうまくできない苛立ち、大人に干渉されてプライドが傷つくなど、複雑な心理を「イヤ」という言葉や態度で表現します。いわゆる**イヤイヤ期（第一次反抗期）**と呼ばれるものです。

この時期は、子どもが自分で気持ちや行動をコントロールする「**自律性**」を学ぶ重要な時期です。ただし、コントロールの能力や表

現力が育っていないために激しいものになりやすく、それにつき合う大人（特に第一子の母親）の多くは、苛立ちや困惑を覚えやすいと言われています。

周囲の対応としては「イヤ」の気持ちを一旦受け止めてあげることや、子どもがクールダウンできるように時間を置く、環境を変える、楽しい見通しを伝える（終わったらお出かけしよう）など、気持ちの切り替えを促したり、できる部分は子どもに任せて自尊心を満たしてあげたりするなどの工夫が有効と言われています。

また、イヤイヤ期の子どもを育てた母親は、子どもへ「期待をしすぎていないか」などを振り返り、子どもの実情に合う接し方を探したり、自分自身がイライラした時の切り替え方法を用意したりすることで、子どものイヤイヤ期を乗り越えています（坂上, 2003）。

B. 児童期のやる気と無気力

児童期には勉強やスポーツ、習い事などにエネルギーを注ぎ、目標や成果に向かって努力していく姿が見られます。幼児期では「自分の力でやった」ということ自体に満足することができますが、児童期ではやったことに成果を感じられた時に「自分はやればできる」という**自己効力感**を感じ、さらにやる気が育っていきます。一方で、自分の思うような成果が得られない時や、周りの子よりもできていないと感じる時に、劣等感を覚えます。これを克服しようとする努力が成長へとつながりますが、できない経験を重ねていくと、「自分はできない」「がんばっても無理だ」というあきらめや無力感につながっていきます。

児童期には、重要な対人関係は徐々に家族から仲間へ移っていきますが、身近な大人の影響力も大きいものです。「がんばっているね」「○○が前よりできるようになったね」といった温かい励ましは、子どものストレスに対する回復力を育て、無気力に陥ることを防ぐのに役立つと言われています。

C. 看護師の役割

　子育て中の親が子どものことで病院を訪れる際には、「自分の対応は間違っていないか」「子どもの病気は大丈夫か」など、不安を感じていることが多くあります。子育て中の母親に「看護師へ望むこと」を調査したところ（藤尾・山内・進藤，2016）、「医学の専門知識に基づいた指導」だけでなく、「日常の子どもの体調に合わせた育児方法」を相談したいと望む一方で、「看護師に育児の相談をしていいのかわからない」「いつも忙しそうで相談しにくい」との回答も多く見られました。

　また、医療に関して「医師に尋ねたいことを診察前に確認してくれる」、「医師には聞きにくいような些細な話について応じてくれる」、「診察終了後に質問があるかどうか確認してくれる」などの対応を望んでいました。看護師には医師とは異なる立場の専門家として、身近に寄り添ってくれるような対応を望んでいることが伺われます。ちょっとした相談をためらう母親も少なくないため、相談しやすい雰囲気や声かけなどの姿勢が大切になるでしょう。

参考文献

遠藤利彦・佐久間路子・徳田治子・野田淳子 (2011)．乳幼児のこころ——子育ち・子育ての発達心理学　有斐閣アルマ

藤枝静暁・安齋順子（編）新井邦二郎（監）(2014)．保育者のたまごのための発達心理学（改訂版）　北樹出版

藤尾順子・山内京子・進藤美樹 (2016)．子育て中の母親が期待する小児科診療所の看護師の役割に関する実態調査　看護学統合研究, **17**, 33–40.

服部祥子 (2010)．生涯人間発達論（第 2 版）——人間への深い理解と愛情を育むために　医学書院

小野寺敦子 (2009)．手にとるように発達心理学がわかる本　かんき出版

坂上裕子 (2003)．歩行開始期における母子の共発達——子どもの反抗・自己主張への母親の適応過程の検討　発達心理学研究, **14**, 257–271.

櫻井茂男・濱口佳和・向井隆代 (2014)．子どものこころ（新版）——児童心理学入門　有斐閣アルマ

演習授業用課題

◆治療を嫌がる子どもが、①3歳（イヤイヤ期）の場合と、②11歳（小学5年生）の場合で、対応は同じでよいか。もし変えるとしたらどのような点を変えるとよいかを話し合ってみましょう。

◆幼児期や児童期の子どもの子育てには、どのような楽しみや苦労があるか、身近な経験者（親や先生など）にインタビューをしてみましょう。

◆子育て中の母親が必要な相談をしやすいように、看護師として具体的にどのような工夫ができそうかを話し合ってみましょう。

推薦図書

徳田克己『おすすめします！　育児の教科書「クレヨンしんちゃん」——生きる力を育むマンガの読ませ方』（福村出版, 2011）

　育児を研究する大学教授が、漫画とアニメでおなじみの「クレヨンしんちゃん」を専門家の視点からまとめています。幼児期（主人公のしんちゃんは5歳です）の子どもの特徴や子育てのヒントが、漫画と共に解説されています。

小野寺敦子『手にとるように発達心理学がわかる本』（かんき出版, 2009）

　発達心理学の重要なトピックが見開き2ページに1ずつ載っており、コンパクトにわかりやすくまとめられています。胎児期から高齢期までカバーされているので、発達心理学について一通り学びたいという初学者にもオススメです。

五味太郎『じょうぶな頭とかしこい体になるために』（ブロンズ新社, 2006）

　「どうして学校には行かなくちゃいけないの？」「男らしく女らしくって、なに？」。子どもはよく、大人に鋭い質問や訴えを投げかけてきます。そんな子どもからの50の質問に答えた本です。「自分なら、どう答えるだろう」と考えながら読むのもおすすめです。

発達障害と看護

山内朋子

　「何時間も同じ遊びをする」、「じっとしていない」、「整理整頓が苦手」、「句読点を間違う」。これらは幼い子どもによく見られることです。発達障害の子どもはこれらに類する特徴のより顕著な傾向、つまり特性を持っています。看護職者は子ども一人ひとりの特性を理解し、特性に応じた関わりで発達を支えることが大切です。

幼児・児童期の発達障害の子ども

　発達障害の1つである自閉スペクトラム症／自閉症スペクトラム障害（ASD）は、同じことを繰り返し行う限定的な興味や習慣へのこだわりがあり、変化が苦手で、また、友達づくりに困難さを抱えています。注意欠如・多動症／注意欠如・多動性障害（ADHD）は、不注意および／または多動性と衝動性があり、集中や整理整頓が苦手です。限局性学習症／限局性学習障害（SLD）は、文章のつながりや数字を理解することが苦手で、時に文法の間違いをします。これらの特性の種類や程度は一人ひとり異なります。特性を早期に把握して必要な支援方法を検討することが重要です。

　一人遊びや並行遊びをする幼児期は、発達障害の特性があまり目立たない場合があります。協同遊びをする幼児後期になると「他の子どもと比べて何か気になる」といったように、少しずつ変化していきます。定期健康診査を担当する医師や看護職者、臨床心理士、さらには保育所や幼稚園、地域の子ども支援センターの看護職者や保育士などが早期発見・早期対応の役割を担います。地域の療育センターや発達センターにおいて看護職者が他の専門職種と協働しながら、子どものコミュニケーション能力や認知・社会性の発達を専門的に促すことも重要です。

　仲間との集団生活や勉強が主となる児童期になると、発達障害の

特性はより顕在化します。発達障害の子どもは、児童期の発達として重要である仲間との交流や集中して勉強すること、勉強を通して論理的・抽象的思考を養うこと、まさにそれらに支援や配慮を必要としています。勉強についていけない思いや、失敗を他の子どもにからかわれたり大人に注意されたりする体験の積み重ねは、子どもの自尊心を低下させてしまう危険性があります。

具体的な支援の例

　ASDの子どもは、定まった時間割に沿って過ごすことが得意です。一方で、次の国語の授業が算数へ突然変更になる、風邪をひいて学校を休むといった普段のスケジュールや日常生活行動に予定外の変更が生じた場合、不安やこだわりからパニックになることがあります。

　発達障害の子どもは、言語性知能指数（p.169）と動作性知能指数（p.169）にばらつきがある場合があります。看護職者は医師や臨床心理士と連携して、知能検査結果などを参考に、言語的方法か、あるいは絵カードを用いた視覚的方法か、それぞれの子どもに適した手段を用いて、スケジュールやその変更内容を子どもに事前に説明します。また、スケジュールがわからなくなった時にはどう周りに知らせるかを前もって子どもと話し合って決めておくと、子どもは先を見通して安心して過ごすことができます。

　子どもがスケジュールに応じた行動ができた場合、どの行動が良かったかを具体的に挙げ、言葉だけではなく、お気に入りのシールを表に貼るなど視覚的方法を活用して褒めます。そうすることで、子どもは成功体験を積み重ねて自尊心を向上させ、自主性や勤勉性を養うことができます。スケジュールの明確化や視覚的資料を用いた説明、望ましい言動を褒めてシールで強化することは認知行動療法を活用した関わりです。看護職者は、こうした特性に応じた関わりを実践し、子どもの家族や関係者へ、その方法を伝えていきながら、発達障害の子どもの発達を支えることが重要です。

第7章

ライフサイクルと心の発達③：アイデンティティに悩む青年期

遠藤公久

　Ａさんはもともと、大学受験のころから、看護の道に進むべきかどうか、あまり考えずに受験をした。母親が看護師であったことが大きかった。母親の勧めもあり、看護大学に入学したが、他の学生のように看護を熱く語ることができず、次第に自信を失いかけている。最初の実習でも、他の学生に比べて、患者さんにうまく対応できず、劣等感が強くなった。大学にいてもどこか居場所を感じない。一方で、アルバイトにはまり、授業もそこそこで成績もやっとクリアできる程度となってしまった。最近、自分が看護師に向いていないと感じ始めている。

高校生のころに看護師の道を目指すことを決意するというのは、必ずしも容易なことではありません。ましてやＡさんは、自分で悩み、決断して看護師の道を目指したわけではないので、看護師として、なりたい将来像がイメージしにくいのかもしれません。Ａさんに限らず、職業選択をはじめ、自分の将来像に思い悩む大学生は多いでしょう。これは、青年期の発達課題である、**アイデンティティ**の問題でもあります。本章では、1. 青年期という発達期とは人生においてどういう時期であるか、2. 青年期における一般的な心理特性とはなにか、3. 現代青年を取り巻く心理教育的環境、4. 青年期の個性について取り上げます。

1. 青年期という発達期とは

A. 振り子のように揺れる自分

　青年期を、かつては、「疾風怒濤」（［英］storm and stress、［独］Strum und Drang）の時代と呼んでいたことがあります。この用語の元々の意味は、激しい風と荒れ狂う波、また時代が激しく変化することを形容したものです（日本で言えば、幕末のように、古い封建秩序を壊し、新しい時代を模索して大きく揺れた時代の様相を連想させます）。人生の中で、青年期とはまさにこういった心身ともに激しく変動する発達期と言えます。つまり、これまでの自分（のあり方）に疑問を抱き、新たな自分探しに揺れる発達期です（例えば、自己嫌悪と自信過剰、開放性と閉鎖性、急進性と保守性など両極に大きく揺れる時期と言えるでしょう）。しかし、この振れ具合も時代の安定性などの影響を強く受けますので、現代のように比較的平和で平穏な時代（特にわが国）で

は、激変する時代に比べて、青年期の精神的な振幅もそれほど大きく
ないとの指摘もあります（平穏説）。

B. 子どもと大人の境界人

　青年期は大人になるまでの準備期間、つまり**モラトリアム**（支払
猶予）の時期とも称されます。かつての日本社会では、子どもから
大人への過渡期がほとんど認められていませんでした。また、未開
発社会の中には、身体的変化を迎えるとすぐに大人になるための儀
式と準備教育が始まる社会もあると言われます。そのような時代や
社会においては、青年期という子どもから大人への過渡期（この過
渡期を**境界人**［**マージナルマン**］と言うことがあります）はほとんど存在
していないと言えるでしょう。

　したがって、時代や社会が複雑で多様になればなるほど、大人に
なることが難しくなるため、準備期間、つまり境界人としての青年
期が長くなる傾向にあります。現代社会は、これまでにない価値観
の多様化を迎え、青年期が延長しています。身体的に大人になって
も、心理的、経済的にはまだ子どものままという時間が長くなりま
す。それまで心理的にも経済的にも甘える一方であった親子関係か
ら、次第に心理的には離乳し自立していくことに価値を見出すよう
になりますが、依然経済的には自立できていない時期が長く続きま
す。その意味で、本当に大人になれたという実感がなかなか持てな
い時代とも言えるでしょう。

C. 青年期の始まりと終わり

　青年期の始まりの兆候は、身体的変化（精通、初潮）に見られるの
でわかりやすいですが、終わりは何か兆候があるわけではなく、わ
かりにくいと言えます。身体的変化により自己意識が高まり、自分
を意識の対象とするようになると、自他の関係性に過敏になりやす
くなります。自分は相手からどのように見られているのか、自分は
相手にとってどのような存在なのか、といったことが気になりま
す。その結果、自尊感情が不安定になったり、何か居場所のなさを

感じやすくなったりするかもしれません。

　また、青年期の終わりには、かつては就職あるいは結婚などのライフイベントがあげられましたが、前述のように、現代では青年期の延長に加え、価値観の多様化により、何歳までを青年期と捉えるかの見解について個人差があります。例えば、フリーターやニートなどと呼ばれる人たちの中には、青年期が永遠に続くかのような錯覚をしている人もいるかもしれません。西平（1990）は、大人になるための成熟水準として、以下の5点を挙げています。①両親からの心理的離乳（両親と一対一の人格的関係が持てる）、②情操の発達と自発性（感情的に動くのではなく、全体的な価値観と結びついた広い視野、自分の意志で行動しているという自律性、自発性の実感）、③自己客観視と責任感の成熟（自己洞察が豊かになる）、④職業的アイデンティティと配偶者の選択規準の原型（時間的展望が広がるぶん、1つの理想や希望が確定され、それに向かってエネルギーを集中的に動員する）、⑤価値の階層化と統合、などです。しかし、現代社会は平均寿命も延長し、青年期の終わりも多様な時代と言えるでしょう。

2. 青年期における心理特性

A. 心と身体のアンバランス

　青年期は、精神の発達に比べて、身体的成熟が早く進むために、心と身体はアンバランスな状態になりやすくなります。そのため、その変化や移行に〈ついていける自分〉と〈ついていけない自分〉に分裂してしまうという心の脆弱性が露呈する時期でもあります。安易な気持ちから性的産業のターゲットにされたり、性衝動から逸脱行動に走ったりすることもあるでしょう。そのような不安定さから、この時期は様々な精神的な問題（病理）を引き起こしやすい時期でもあります。

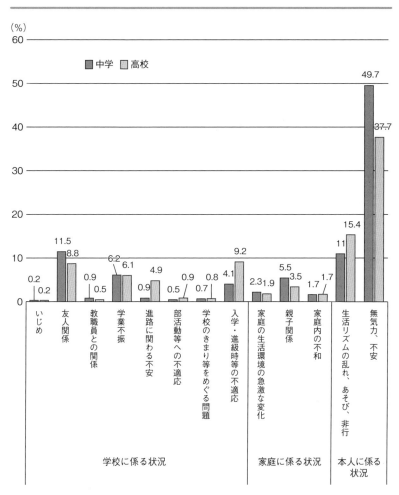

図 7-1　不登校になったきっかけと考えられる要因［2021］（内閣府，2022）

　また、青年期は非行の低年齢化を背景とした反社会的行動、不登校、対人恐怖症、自殺、引きこもりといった非社会的行動が顕現化しやすい年齢でもあります。不登校は、20年前よりも小学生で4倍、中学生で3倍ほどに増加しています。また、不登校の理由として、図7-1に示したように、「無気力、不安」が中高生において上位の理

由としてあげられます（内閣府，2022）。

さらに、2014年と2021年の同調査の結果を比較すると、コロナ禍のために登校機会が減少したことによる影響から、「友人関係」や「部活動等への不適応」など、不登校理由としてあげられている学校に関わる状況要因への回答割合が減少しています。一方で、オンライン学習の増加に伴う外出自粛が高校生のメンタルヘルスに悪影響を及ぼしたことも世界各地で報告されています。日本、米国、中国、韓国の高校生を対象とした調査によると、メンタルヘルスと運動に関連があることが示されています（国立青少年教育振興機構，2022）。

B. 自己意識とアイデンティティ

　自己意識が発達し、自分を客観的に見るようになると（自己客体視）、自分という存在を他者と比較することが多くなります（社会的比較）。自分という存在を意識の対象にすることで、「自分とは何か」「自分は人とどこが違うのか」「自分は今後どう生きていけばよいか」など、**自己同一性（アイデンティティ）**に関わる悩みが生まれます。

　エリクソン（Erikson, 1963）は、青年期は、同一性の混乱や拡散という心理社会的危機に直面するが、それを乗り越えることが発達課題であるとしています。主観的な自分とは、自分の過去、現在、そして未来に連続性や斉一性や独自性の感覚を持つこと（「個」としてのアイデンティティ [**時間次元**]）です。また、社会的な自分とは、所属集団（対象）との間で是認された役割の達成、共通の価値観の共有と連帯感、そして安定した自己価値や肯定的な自己像（「関係性」に基づくアイデンティティ [**空間次元**]）です。これらの感覚が統合され、主観的な自分と社会的な自分（地位、役割、職業、身分などの「～としての自分」という感覚）が合致することで、安定感、安心感、自信につながると言われます。

　看護学生にとって、数週間の看護実習の前後では、将来の看護師としての自分のイメージはだいぶ違うものになるでしょう。1年生の時の実習と4年生の時の実習を比較しても、そのイメージや現実

ライフサイクルと心の発達③

第7章

感が異なります。また、大学在学中の4年間における看護師としてのアイデンティティの形成過程には個人差があります。

マーシャ（Mercia, 1966）は、この個人差について、4つの同一性地位をあげています（図7-2）。その地位は、①役割、職業、理想、価値などが自分にふさわしいかについて迷い考えた時期があったか否か（クライシス crisis）と、②自己定義を実現し、自己確認のための独自の目標や対象への努力の傾注（コミットメント commitment）があるか否かの2点から、次の4つの同一性地位を見出しました。

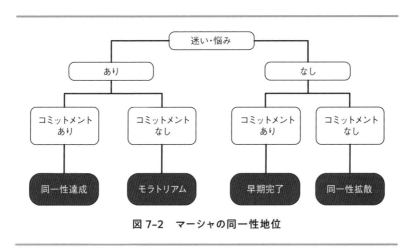

図 7-2　マーシャの同一性地位

①同一性達成地位：同一性が達成され、自分の将来の道筋が決められた状態、②モラトリアム地位：例えば看護師以外に他にもなりたい職業があり、まだ決めかねている状態、③フォアクロージャー（早期完了：権威受容）地位：親が看護師でその職業を勧められたからなどのように、職業選択にあまり悩むことなく、親が敷いたレールの上を進むような状態、④同一性拡散地位：まるで迷子のように、どちらに進めばいいのかわからず、右往左往している状態、以上の4つです。この中でも、自己同一性の拡散は、無気力（アパシー）や無感動、時間的展望のなさ（永遠の青年）、ひきこもりや対人不安などの対人的関わりの困難さなどと深く関係しています。

C. 人とのつながりと孤独感

　児童期までの**対人関係**は、タテの関係（親や先生など）に重点が置かれてきましたが、青年期を迎えるとヨコの関係（同世代の友人など）の重要性が増大してきます。親子関係も変化し、親との心の臍の緒を切った自立（すなわち心理的離乳）が芽生え、親に対して悩みや思いを打ち明けること（自己開示）も限定的になってきます。

　一方、交友関係が発達すると、友人には親にも言えないことなども打ち明けることが増えてくるでしょう。こういった交友関係も、当初は近所に住んでいるからとか、学校で席が近いからといった単純な「相互的接近の要因」から、価値観を共有し合える／相互に尊敬し合える仲間を主体的に選択し合う「尊敬・共鳴の要因」に、関係性が徐々に成熟していきます（田中，1975）。しかし、仲間との関係性が深まり、親密性（同質性）が高まる一方で、相互の違い（異質性）も鮮明になります。友人のちょっとした一言に傷ついたり、自らの発言が誤解を招いたりして、孤独感を深めることもあるでしょう。友情を強く渇望すればするほど、孤独感も深まるといった、対人関係のアンビバレンスさが、成長過程において経験されていきます。

　このように青年期に内的世界が拡大し深化すると、友人と一緒にいることで癒されるだけでなく、孤独感など逆の側面も感じるようになります。落合（1989）は、こういった孤独感について、「人間同士の理解・共感についての感じ（考え）方」（**対他的次元**）と「自己（人間）に対する個別性の自覚」（**対自的次元**）の心理的規程因から説明しています。前者は、「人間は、他人の喜びや悩みを一緒に味わうことができると思う」「私のことをまわりの人は理解してくれていると私は感じている」など、人と人は共感し合える、理解し合えるという思いです。一方、後者は、「自分の問題は、最後は、自分で解決しなくてはならないのだと思う」「結局、人間は、一人で生きるように運命づけられていると思う」など最終的には人は一人で生きていくという実存的な思いです。発達的には、前者の思いが満たされないことによる孤独感を経て、最終的には対自的次元の孤独感をも包含し、

ライフサイクルと心の発達③　✚　第7章

成長した孤独へと質的な変化が見られるようになると言われます。

3. 現代青年を取り巻く心理教育的環境

A. インターネット社会とそこに潜むリスク

　言うまでもなく、現代社会はインターネット社会であり、世界の情報を一瞬で共有できるようになりました。またSNS（Social Networking Service）の普及は、仲間同士のコミュニケーションの場を無限に拡大させています。現代の若者は、生まれた時からこのようなネット社会で育ってきているため、インターネット利用に抵抗がなく、その結果、リスクを十分に理解せずに安易に自他の個人情報を公開し、トラブルに巻き込まれる事件も後を絶ちません。

　また、健康関連生活習慣を見ると、**ネット依存**傾向も増加しており、厚生労働省の調査によると（厚生労働省，2017）、①平日のインターネットの使用時間は2時間未満、②利用サービスはLINE、情報検索、動画サイトが6〜8割、③ネット依存度では、「過剰使用：中学生が3〜4割、高校生が5割」、「渇望：中学生が4〜5割、高校生が5割」、「制御不能：中高生ともに3〜4割」、④過剰使用により発生した問題として、「成績低下（中高生ともに4〜5割）」「授業中の居眠り（中学生で2〜3割、高校生で4〜5割）」、などが報告されています。"病的使用者"（中高生1割）、"不適応使用者"（中高生2割）は、この5年間（2012〜2017年）で倍増しているがわかりました。国際比較（日本、米国、英国、フランス、韓国、シンガポール）の結果、どの国も10〜20代が最も多く、わが国は1割強がネット依存的傾向が高いという結果でした（総務省，2014）。ネット社会の利便性は、時に仮想世界を拡大し、仮想と現実の境をより不明瞭にしてしまうこともあります。自分にとって快適な空間に身を置いたまま、直接的な人との関わりを回避したり、現実から逃避したりすることも可能で

す。自分以外の存在への無関心さは、自己愛の拡大を意味し、未熟な個人主義も助長します。その意味で、さらなる「**モラトリアム**」社会を展開しやすくなると指摘されています（小此木，2000）。

　ネットを巡って被害者にも加害者にもならないためにも、またネット依存に陥らないためにも、青年期にはメディアと上手に付き合う方法や情報リテラシー教育が必要でしょう。

B. 物質的豊かさ、価値観の多様化、自分探し

　マズロー（Maslow, 1943）の**欲求階層説**によれば、「生理的欲求」「安全欲求」「社会的欲求（帰属欲求）」「尊厳欲求（承認欲求）」「自己実現欲求」の順に欲求が生まれると言われます。現代日本は、未曾有の物質的に豊かな時代を迎えています。その結果、「自己実現欲求」が何よりも重視されることになります。メディアを通して「あなたらしく」「自分らしく」といったキャッチコピーに触れることが多いのではないでしょうか。現代は、自分らしくありたいという欲求が高まっている時代と言えます。そうでなくても、青年期は、自己意識の高まりから自分への"こだわり"が強まります。「自分とは何か」

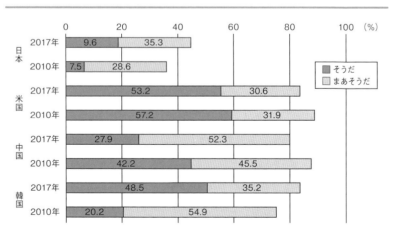

図7-3　「私は価値がある人間である」についての高校生の回答推移と国際比較（国立青少年教育振興機構，2018）

ライフサイクルと心の発達③　第7章

「自分の可能性とは」「自分にあって他の人にない特徴とは」と、自分らしさを求め、ますます苦悩させられることになるでしょう。

　また、高校生の自尊感情（自分への肯定的な態度）についての国際比較調査（日米中韓）を見てみると、「私は価値がある人間である」と回答した日本の高校生の割合は、4ヵ国の中で最低です（図7-3）。

　さらに、「自分をダメな人間だと思うことがある」という高校生の割合は、1980年から増加の一途を辿っています（1980年で58.5％、2011年で83.7％、日本青少年研究所, 2012）。また、「私は辛いことがあっても乗り越えられると思う」「私は価値のある人間だと思う」「私はいまの自分に満足している」など、自分を肯定的に評価する「自己肯定志向性」と、反対に「私にはあまり得意なことがないと思う」「私は何をやってもうまくいかないことが多い」と、自分を否定的に評価する「自己否定志向性」について国際比較（日米中韓）をしたところ、日本は自己否定的ではあっても、自己肯定的ではない傾向にあることがわかっています（図7-4）。この結果をどのように考えたらよいでしょうか。

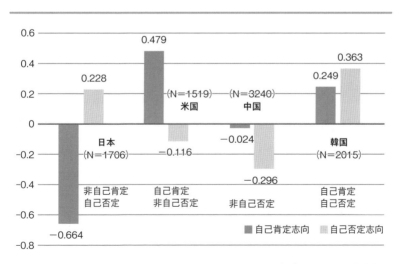

図7-4　高校生男女の自己肯定志向性と自己否定志向性（国立青少年教育振興機構, 2018）

C. ライフサイクルの緩慢化と大人になること

　わが国における平均寿命は、1947 年では男性 50.1 歳、女性 54.0 歳でしたが、2021 年には、男性 81.5 歳、女性 87.6 歳となり、この 70 年の間に 30 歳以上、寿命が延長されました（厚生労働省，2022）。当然ながら、時間的展望も変化し、晩婚化・未婚化が進んでいます（平均結婚年齢は、1950 年で男性 25.9 歳、女性 23.0 歳、2022 年で男性 31.2 歳、女性 29.6 歳）。少子化が進み、大学進学率は 1960 年は男子（13.7％）、女子（2.5％）から、2021 年は男子（58.1％）、女子（51.7％）と大衆化してきています。2 人に 1 人が大学という高等教育を受けていることになり、青年期の延長を助長しています。

　青年期の延長は、ある意味、大人になることの難しさを意味しています。また、現代社会はあまりに価値観が多様化しているために、かつてのように時代のモデルとなる理想像も持ちにくく、自分が大人になったという**イニシエーション（通過儀礼）**も欠如しがちです。たとえ成人式を経ても、大人になれたという実感もうすく、行く末が予想しにくくなりました。

4. 青年期の個性（発達障害を中心に）

　青年期を順風満帆に過ごす者、途中で挫折してしまう者、挫折してもすぐに回復する者、発達的課題を抱える者、など青年期は様々な発達経路（個人差）が顕著になる時期でもあります。

　非行や家庭内暴力などの反社会的行動、不登校、自殺、引きこもりなどの非社会的行動、そして様々な精神的問題（統合失調症や神経症など）も発生しやすくなります。

　最近注目されている**発達障害**（自閉症スペクトラム障害：ASD、注意欠如・多動症：ADHD、限局性学習障害：SLD）は、児童期以前からその特徴が認められます。しかし、青年期になると、より社会性を求め

られるようになるため、これらの障害特性が深刻な問題になること
もあります。その結果、本人も"生きにくさ"に悩み、周囲も"や
りにくさ"を感じてしまうようです。こういった発達障害は、養育
や社会環境といった後天性の要因によるものというよりも、先天的
な脳のネットワークの特徴によるものと言われています。ASDの中
でも、かつてアスペルガー症候群と言われた特徴は、コミュニケー
ションの問題（言葉のニュアンスや例え、相手の表情などを上手く捉える
ことが難しい）、社会性の問題（他人との関係でどう振る舞えばいいかわ
からない、融通がきかない）、想像力の問題（ある特定の分野や好みへの
こだわりが強く、新しい状況に適応しにくい）などの障害が見られます
が、知的レベルが高く、一見判別しにくいために本人も周囲も見逃
しがちです。

　ADHD は、大きく不注意側面（例えば、課題などに注意が続かなかっ
たり、物事の順序立てや優先順位をつけて行動するのが苦手、課題や活動に
必要なものをしばしば喪失したり、落し物が多い、また、不注意なミスが多
いなど）と、多動性および衝動性側面（例えば、そわそわしてじっとし
ていられなかったり、状況に関係なくしゃべりすぎたり、自分の順番を待つ
ことができなかったりなど）に障害が見られます。

　SLD は局所性で、読字（正確さ、速度、読解力など）、書字表出（綴
り字の正確さ、文法の正確さ、構成力など）、算数（数字の概念、計算の正
確さ、数学的推理など）に困難や障害を伴います。

　これら発達障害は、障害である一方で、個性として捉えることも
必要でしょう。障害と捉えて、その人が生きづらさを感じているこ
とに対して支援していく一方で、個性と捉えれば、その人にあった
居場所や生き方もあるはずです。「障害の視点と個性の視点の両者
は相補うものであり、どちらも大切なもの」（青木・中村, 2013, p.11）
と言えるでしょう。

参考文献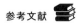

青木省三・中村尚史 (2013). 成人期の発達障害をどう考えるか　こころの科学, **171**.

American Psychiatric Association（編）・日本精神神経学会（監）(2014). DSM-5――精神疾患の診断・統計マニュアル　医学書院

Erikson, E. H. (1963). *Childhood and society*. W. W. Norton & Company.（エリクソン, E. H. 仁科弥生（訳）(1977–1980). 幼児期と社会　1, 2　みすず書房）

河合隼雄 (1996). 大人になることのむずかしさ――青年期の問題（新装版）　岩波書店

国立青少年教育振興機構 (2018). 高校生の心と体の健康に関する意識調査――日本・米国・中国・韓国の比較
https://www.niye.go.jp/kenkyu_houkoku/contents/detail/i/126/（2018 年 9 月 3 日）

国立青少年教育振興機構 (2022). コロナ禍を経験した高校生の生活と意識に関する調査報告書――日本・米国・中国・韓国の比較
https://www.niye.go.jp/kenkyu_houkoku/contents/detail/i/161/（2023 年 3 月 2 日）

厚生労働省 (2017). 飲酒や喫煙等の実態調査と生活習慣病予防のための減酒の効果的な介入方法の開発に関する研究（尾崎米厚代表）

厚生労働省 (2022). 令和 3 年 簡易生命表の概況
https://www.mhlw.go.jp/toukei/saikin/hw/life/life21/index.html（2023 年 3 月 2 日）

Marcia, J. E. (1966). Development and validation of ego-identity status. *Journal of Personality and Social Psychology*, **3**, 551–558.

Maslow, A. H. (1943). A theory of human motivation. *Psychological Review*, **50** (4), 370–396.

内閣府 (2022). 令和 4 年版 子供・若者白書
https://www8.cao.go.jp/youth/whitepaper/r04honpen/pdf_index.html（2023 年 3 月 2 日）

日本青少年研究所 (2012). 高校生の生活意識と留学に関する調査報告書――日本・米国・中国・韓国の比較

西平直喜 (1990). 成人になること　人間の発達 4　東京大学出版会

落合良行 (1989). 青年期における孤独感の構造　風間書房

小此木啓吾 (2000).「ケータイ・ネット人間」の精神分析――少年も大人も引きこもりの時代　飛鳥新社

総務省 (2014). 平成 26 年 情報通信白書
https://www.soumu.go.jp/johotsusintokei/whitepaper/ja/h26/html/nc143110.html（2018 年 11 月 8 日）

田中熊次郎 (1975). 新訂 児童集団心理学　明治図書出版

演習授業用課題

◆看護師というアイデンティティを確立することが難しいのはなぜなのか話し合ってみましょう。

◆現代社会において青年期の悩みとは何か話し合ってみましょう。

◆わが国の高校生は他国よりも自尊感情が低いという結果から、その理由について話し合ってみましょう。

推薦図書 📖

苅谷剛彦編『いまこの国で大人になるということ』（紀伊國屋書店，2006）

　いまこの日本で、大人になることについて、社会学、教育学、心理学、法学等多様な視点から、各研究分野の第一線で活躍する人たちの考えについて紹介されています。正解が得られるというよりも、多様な視点でこのテーマを概観することで、生きやすいようで、生きにくいこの日本で大人になることについてのヒントを得られます。

星野仁彦『「空気が読めない」という病』（ベストセラーズ，2011）

　子どものころから、空気が読めないことなどで悩んできた精神科医が、自分が「ADHD」であることを知り納得し、自分の体験をもとに「大人の発達障害」についてわかりやすくまとめた入門書です。本書では発達障害とはどういうことか、どのように受け止め、また治療すれば生きづらさは軽減されるかについて解説が加えられています。

梶田叡一『意識としての自己』（金子書房，1998）

　アイデンティティは、自己意識、つまり、〈私〉とは何かについての意識（こだわり）と切り離せません。例えば、「私は日本人である」という社会的アイデンティティもあれば、「自分は本当はこうなんだ」といった主体的アイデンティティもあるでしょう。本書は、少し難解なところもありますが、自己意識研究の第一人者の筆者による自己意識とは何かについての思索書とも言えます。

思春期心性と看護

山内朋子

　自分は何者か。何のために、どう生きるか。自問自答を繰り返し、アイデンティティを探求する思春期。大人への反抗と依存に揺れ動き、親友や先輩後輩といった子ども同士のグループの一員であろうとしながらも自分自身の個性も探し求めています。アンビバレントな感情に揺れ動く思春期の子どもに関わる看護職者は、子どもが表現しているサインを的確に捉え、子どもの選択を共に探求し、その選択を支えることが大切です。以下、入院治療をしている思春期の子どもの例から看護を考えましょう。

思春期の子どものサインを捉える

　思春期の子どもは論理的思考や推理が可能になり、物事の原因と結果、その対処を考えられるようになります。そのため、もしも助けが必要となった場合には自分から訴えるだろうと捉えられがちです。しかし、思春期は、病気や治療、入院による環境や生活の変化によって身体的・精神的苦痛を感じても、それを表現することを「恥ずかしい」と考える時期です。大人に対して思いを言葉で表現することも少なくなります。看護師に対しても「うん」「別に」「大丈夫」など一言で話すことが多いです。また、同じ病棟にいる幼い子どもの方が自分よりも助けを必要としていると考え、さらに、看護師の忙しそうに動き回る様子を見て、遠慮してしまいます。対処や助けを求めるのは自分の限界を超えた時なのです。

　看護師は、思春期の心理社会的発達や苦痛の表現方法を理解した上で、子どもが耐えている苦痛や胸に秘めた思いを察知する必要があります。そのためには、子どもの表情や口調、行動・態度、身体的・精神的状態や症状などを丁寧に観察し、その変化や、言葉と行動の不一致を見逃さずに子どもからのサインとして捉えることが重

要です。捉えたサインから、いち早く苦痛緩和を図るといったケアを確実に行っていくことが、子どもからの信頼を得ることにも繋がります。子どもが看護師のケアに対する安心感や信頼感を持てるようになると、苦痛や思いをより訴えやすくなります。

思春期の子どもの選択を共に探求して支える

　入院している思春期の子どもは、病気や治療への不安、家族や友だちとのつながりが薄れる恐怖心、勉強の遅れへの心配、「なぜ自分が病気なのか」といった悩み、孤独感に苛まれます。思春期に抗がん剤治療による脱毛などが生じた場合には、ボディーイメージに変調をきたす可能性があります。こうしてアイデンティティ拡散の危機的状況に陥ります。看護師は、清潔ケアや処置といった時間以外に、思春期の子どもとじっくり話をして寄り添うことが大切です。不安や悩みを聴くだけではなく、「苦手な内服薬を飲んだこと」や「字が綺麗なこと」を褒めるなど、頑張りや長所を認めて伝えます。そうして、子どもが「自分を見てくれている感覚」や「一人ではない感覚」を持てるように関わります。

　思春期は、自分のことは大人に決められるのではなく、自分で考えて決めたい時期です。思春期の子どもが自分の病気や状態と向き合い、立ち向かっていくためには、自己の状態を正しく理解して、主体的に適切な療養行動や自己管理を行うことが重要です。しかし、病気や治療によって子どもは自己コントロール感を保つことが危うくなります。例えば看護師は、内服管理の方法について子どもの望む方法を聞き、看護師が勧める方法も伝えて相談し合い、適切な方法を選択してもらうなど、子どもの選択を共に探求することが大切です。さらに、清潔ケアの実施時間を決めるといった日々の場面でも、子どもに意見と選択を求めます。その選択を尊重することの繰り返しが、子どもの自己コントロール感や自己効力感の向上を支えることにつながります。看護師が子どもの最善の利益は何かを常に考えて子どもの選択を共に探求し、その選択を支えることが、子どものアイデンティティの確立を支えることにもなるのです。

第8章

ライフサイクルと心の発達④：
転換期の中年期、
円熟・総括期としての
高齢期

藺牟田洋美

　父が定年退職を迎え、お祝いのために大学生の私は一時帰省することになった。父は退職後に喫茶店を始める、なんて言い出した。長年、営業職に就いていた父は外回りの合間に喫茶店巡りをしていたらしい。しかも、開店資金も貯金していたようだ。60歳を迎えて、夢を語る父は幸せそうだ。

　一方、母は自宅で祖母の介護をしている。父の夢を聞いている母の表情はぎこちない。父に何か言いたそうだ。

ライフサイクルと心の発達④

第8章

定年退職は中高年期おける3大ストレスフルライフイベントの1つです。人生100年時代を迎え、定年退職後の約30年間にわたる生活に備えた準備が肝心です。その点、冒頭の「父」は万全です。ところが、「母」に相談せずに開店準備をし、店の手伝いを期待しているなら母の気持ちは置き去りです。母にも将来の計画があるでしょう。今、母は介護負担に加え、さらなる役割を押し付けられそうでストレスに感じています。将来的に夫婦の危機を迎えるかもしれません。

　このように、定年退職は本人にとって良いライフイベントであっても、家族にとっては悪いライフイベントになりかねません。中年期以降でよくある家族内トラブルの予兆です。中年期以降の人生の岐路は本人だけの問題ではなく、周囲との関係性や家族の視点から見ることが必要です。

　本章では、人生の後半におけるライフサイクルと心の発達として、①中高年期を取り巻く現状、②生涯発達理論から見た中高年期、③中年期の心理的危機とアイデンティティの再体制化、④高齢期の加齢変化とサクセスフル・エイジング、⑤障害や大病による心理的危機、について取り上げます。

1. 中高年期を取り巻く現状

人生100年時代が到来しました。わが国の総人口は1億2,550万人、高齢化率は2021年10月現在28.9％を超えました（内閣府, 2022）。**高齢化率**とは総人口に占める65歳以上の人口の割合です。1945年、戦後の平均寿命は50歳でした。しかし、戦後のインフラ整備、栄養状態の改善等により平均寿命は急速に伸び、2019年時点で、男性は81.41歳、女性は87.45歳、となりました（厚生労働省, 2020）。

ところが、働き世代である 15 歳から 64 歳までの生産年齢人口は現在の 63.8％から 2060 年には 50.9％に、14 歳以下の割合も 13.1％から 9.1％へ減じると推計されています。日本は先進諸国の中でも少子高齢化が急速に進展しています。平均的なライフコースの変化も著しく、晩婚化、未婚化、子どもの数の減少はとりわけ女性のライフスタイルに影響を及ぼし、専業主婦志向から仕事と家庭の両立、非婚就業志向へと変化しています（厚生労働省，2012）。

　さて、成人期の中でも 40 歳後半以降の**中年期**は熟年と呼ばれ、仕事、家庭の充実と共に人生における最盛期です。一方、**中年期の危機**とも言われ、職場でのストレス、不適応、**燃え尽き症候群、うつ病**の発症も多い時期となります。日本人男性（10 歳〜44 歳）の死因第 1 位は自殺です。うつによる自殺予防は中年期の心理的課題です。

　次に、**高齢期**は喪失の時期です。「健康」「社会的地位」「経済基盤や社会的関係」の喪失を体験しやすいためです。さらに、独居者・要介護高齢者の急増、生活保護の増加、孤独死、自殺、犯罪の増加、消費者被害および虐待がメディアで取り上げられています。ところが、高齢者の実に 8 割は生活自立しています。相互扶助があれば、高齢世代は自立している集団であることを覚えておいてください。高齢世代は集団としての記述が難しいほど、個人差が顕著です。ちなみに、65 歳以上 74 歳以下を前期高齢者、75 歳以上 84 歳以下を後期高齢者、85 歳以上を超高齢者、100 歳以上を百寿者とします。

2. 生涯発達理論から見た中高年期

　受精に始まり死で終わるプロセスとして、全生涯を視野に入れた心理学が**生涯発達心理学**です。高齢期を視野に入れた発達理論として、ビューラー（Bühler, 1968）が心理社会曲線の**生涯発達モデル**から人生の各時期の目標と発達課題を、精神分析学的立場からエリクソン（Erikson, 1950）が**心理・社会的発達理論**を、ハビガースト（Havighurst, 1953）が人生の各時期に果たすべき課題を達成しながら成長・発達するとした**発達課題理論**を、それぞれ提唱しました。

　エリクソンは人生を8つの発達段階に分けて、心理−社会的な自我に焦点をあて、それぞれの段階における発達課題をまとめました。中年期の発達課題は**世代性 vs. 停滞性**です。世代性とは、親密な存在や次の世代を育てていくことに関心を持つことです。子どもを産み育てることだけでなく、所属する会社の後輩を教育したり、地域の伝統を若い世代に継承したりするなど、時には自分を犠牲にしてでも自分以外の何かに関わり、そこから自分一人では得難いものを得ようとします。しかし、世代性が発揮できないと「自分が第一」という感覚が抜けず、人間関係は停滞し、次第に疎遠になっていくことも少なくありません。

　そして、高齢期は子育てが終わり、退職して余生を過ごす時期であり、身体の老化や死と向き合う時期です。加齢に伴って認知機能の衰えや**認知症**などの問題を抱えることもあり、それらとどう向き合うかが問われます。発達課題は**統合性 vs. 絶望**です。統合性とは、高齢期までの各発達段階で獲得してきたものを振り返り、自分の人生をあるがままに受け入れることです。統合性を獲得することで気持ちや情緒が安定し、円滑な人間関係を維持したり、趣味・ライフワークを心の底から楽しんだりできます。ところが、自分の人生を丸ごと受け入れられないと、人生を後悔して新たな自分を探し求め、心身の老化や時間のなさに不安や焦りが募り、絶望します。

3. 中年期の心理的危機とアイデンティティの再体制化

A. 生物学的変化

　図8-1は中年期の人が体験しやすい自己内外の変化と臨床的問題をまとめたものです。生物学的変化として、30歳代後半から50歳

代にかけての中年期は体力の衰えが顕著です。40歳以降には老眼、白髪、記銘力の低下、さらには脳卒中や悪性新生物など大きな病気にかかるリスクも増えます。うつ病や不安症など精神疾患で受診する人が多いのも特徴です。また、多くの女性は50歳前後で閉経を経験します。閉経前後の10年間が更年期で、卵巣機能の低下に伴い、発汗・めまいなどの自律神経症状、不安感・憂鬱・判断力低下などの精神症状が現れやすくなり、これらを総称して**更年期障害**と言います。

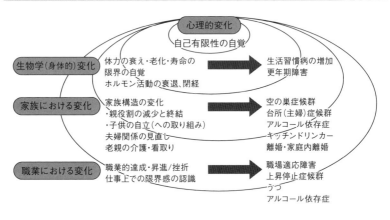

図8-1　中年期の危機の構造（岡本，2010）

B. 家庭における変化

　充実した職業生活や家庭生活を送るため奮闘する40歳代後半以降の中年期の家族では、思春期・青年期に入った子どもたちが親から自立する**空の巣ライフイベント**を体験します。空の巣とは、ヒナが成長し巣立った後に親鳥だけになった巣の様子をもじったものです。空の巣体験後、多くの親は親役割から解放され、ホッとした気分と共に一抹の寂しさを感じます。子育てが生きがいだった親の場合は、子どもの巣立ちによって、うつ症状を訴える**空の巣症候群**に

なりやすいのです。子どもが巣立った後の夫婦関係も要注意です。それまで、子育てで目隠ししてきた夫婦間の問題が顕在化し、関係が修復できない時には熟年離婚に至る場合もあります。

　また、老親の介護や看取りを体験しやすい時期とも重なり、特に、高齢出産の場合には、子どもと親の世話が同時に発生するダブルケアラーになる可能性があり、介護ストレスに苛まれる場合も多く、さらに有職者では仕事との両立に悩む人も少なくありません。

　一方で、孫の誕生は、ネガティブなライフイベントが多い高齢期にあって、非常に楽しい出来事です。孫の誕生で健康状態が良くなるという報告もあります。

C. 職業における変化

　昨今、生産年齢人口の長期的減少による労働力確保の問題やライフスタイルの変化から、非正規の職員・従業員が増加する傾向にあります。職業上の中年期の危機は、情報化への急速な変革、雇用の不安定化、終身雇用制度の崩壊など職場環境の変化が引きがねとなります。これらは中年期の人たちにとって、様々なストレスと職場不適応をもたらします。昇進が必ずしもプラスにはたらかず、**昇進うつ病**になる人も少なくありません。

D. 3つの変化に伴うアイデンティティの揺らぎと　　自己の有限性

　成人期の人生は、職業、家族、その他それぞれの世界に深くコミットし、責任を持ち、複数の役割をこなしていくことが求められます（岡本, 2010）。

　スーパー（Nevill & Super, 1986）の**ライフ・キャリア・レインボー**（図8-2）を見てください。中年期には多くの役割があります。複数の役割を全うするのは容易ではありません。様々な役割を遂行する上で、時間的な制約や自分の有限性への気づきから**アイデンティティ**が揺らぐ場合があります。

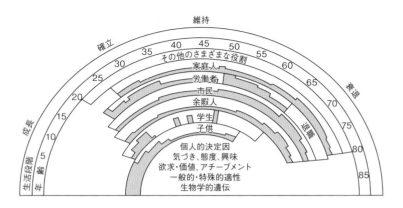

図 8-2　ライフ・キャリア・レインボー（渡辺他，2001）

　以上のことから、現代の中年期は安定した最盛期と言うよりは、人生 100 年における転換期、折り返し時期と言えるでしょう。岡本（1985）は、中年期には青年期に一度獲得したアイデンティティに揺らぎが生じ、①身体感覚の変化の認識に伴う危機期、②自分の再吟味と再方向づけへの模索期、③軌道修正・軌道転換期、④**アイデンティティ再確立期**の 4 つの過程を経て、新たなるアイデンティティの獲得に至るとしています。誰もがすぐに再体制化できるわけではなく、②、③を繰り返している場合は停滞していると言えるでしょう。

4. 高齢期の加齢変化とサクセスフル・エイジング

A. 高齢期は身体・心理・社会環境的側面を総合的に見る
　──閉じこもりを例に

　医療現場は高齢者であふれています。今後、読者の皆さんが医療

の専門職として高齢者に接する機会はますます多くなります。皆さんは高齢期の衰える側面と衰えない側面について、正確な知識を得ることが大切です。

　医療者として高齢期の患者に向き合う際には、身体的要因や家族という人的環境を含んだ社会環境的要因など複数の視点が大切です。つまり、高齢者の身体・心理・社会環境の3要因が要介護状態やフレイルなどに相互に絡んでいます。その例の1つに閉じこもりという生活様式があります。**閉じこもり**とは、週1回未満の外出頻度で、要介護状態にないものを指します（薗牟田，2016）。

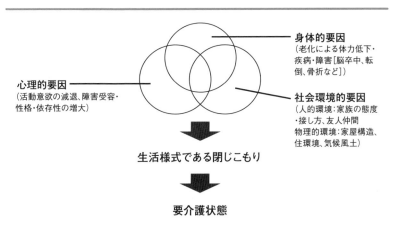

図8-3　寝たきり（閉じこもり症候群）の原因（鎌田他，1987および竹内，1992を一部加筆）

　高齢期には体力低下や疾病によって、家で療養しているうちにそのまま閉じこもりになる人もいますし、社会環境的要因の人的環境の1つである家族が高齢者の外出を阻み、閉じこもりになることもあります。閉じこもり高齢者は家族に遠慮した生活を送り、家庭の中に居場所がない状態の人が多くいます。また、脳卒中で入院加療後、自宅退院し、家族に甘えて本来自分でできることもせずに（依存心の増大）生活を続け、閉じこもりになる人もいます。

　一方で、社会環境的要因である家族が一方的に閉じこもりを作り

出すだけではなく、孫が外出を誘う声掛けをして、高齢者の閉じこもり生活を解消する場合があります。つまり、社会環境的要因と言っても必ずしもマイナス方向の影響だけではありません。また、図にはありませんが、聴覚障害は、閉じこもりや社会的孤立などの原因となります（渡辺，2007）。本章の冒頭で取り上げた定年退職は男性における閉じこもりの原因の1つですが、喫茶店の開店は少なくとも閉じこもり予防にはなるでしょう。

　高齢期において要介護状態にならないためには、高齢者自身をはじめ家族や周囲の人が図8-3に示した3つの要因の衰えに少しでも早く気づくことが大事です。

B. 加齢による身体・生理的変化

（1）疾病について

　高齢者の疾病の特徴は個人差が大きく、複数の疾病や障害を有する／急変・重篤化しやすい／症候の非典型などがあげられます。自覚症状の多い疾病には、筋骨格系の痛み、頻尿、せきや痰、視聴覚の障害、もの忘れ（記憶障害）、不眠などがあります（渡辺，2007）。

　高齢期におけるうつ状態の発生率は14％〜26％です。**うつ病**は高齢者の自殺の一因であり、また高齢者の自殺は既遂が多いため、効果的な対策が急がれています。高齢期に体験しやすい定年退職や配偶者・友人との死別、自身の入院や施設入居などのライフイベントを通して、大きな環境変化を体験する度に、気が滅入ったり、やる気がでない状態に陥る高齢者は少なくありません。

（2）感覚・知覚の変化

　感覚・知覚の問題は、単に情報の理解や意思疎通の問題といった側面にとどまらず、社会生活全般の質にも影響する問題です。視覚が衰えると字が読みにくくなり、段差に気づかずに転倒する危険も高くなります。また、聴覚の衰えは聞こえが悪くなるために、意思の疎通や電話での会話が困難になり、警笛などが聞こえず事故に巻き込まれやすくなります。また、外気温への感度も低下するため、猛暑の中、エアコンや扇風機も使用せずに室内で過ごしたり、屋外

での農作業を続けたりして、熱中症で命を落とす危険性も高まります。なお、視聴覚に問題を持つ人ほど、友人宅への訪問が減じており（Crews & Campbell, 2004）、感覚機能の衰えが、社会環境的要因である友人との付き合いにも悪影響を及ぼすことがわかります。

C. 知的機能や認知機能の変化

知能は成人期から中年期にかけて発達し、高齢期にも**結晶性知能**は若い世代と同じ水準を維持します（Baltes et al., 1984）。結晶性知能とは、過去の学習や経験によって蓄積された一般的な知識、言葉の知識や運用力などを含む能力です。一方、頭の回転の速さや思考の柔軟さに相当する**流動性知能**は20歳代前半にピークを迎えた後、そのまま保持し、60歳代後半頃から低下していきますが、低下量そのものは少ないことが推定されました（Schaie, 1980）。

認知症はいったん正常に発達した知的機能が持続的に低下し、日常生活に支障をきたす状態です。2012年の認知症高齢者数は462万人で高齢者の7人に1人（有病率15.0%）でしたが、2025年には5人に1人になると推計されています（内閣府, 2018）。症状には必ず出現する記憶障害、失語・失行・失認の認知障害、実行機能障害の中核症状と周辺症状があります。後者は、うつなどの気分障害と攻撃性や徘徊などの行動障害を示す総称です。**BPSD**（Behavioral and Psychological Symptoms of Dementia）とも言われます。

D. 感情や性格の加齢変化

高齢者は若い世代よりも否定的な情動が少なく、肯定的な情動が増えます（Mroczec & Kolarz, 1998）。ポジティブな情動が高いことは生理的老化から高齢者を守る役割を果たしています（Ostir et al., 2000）。**自己有用感**（Okamoto & Tanaka, 2004）や**自己効力感**が高いことは日常生活動作能力の低下や死亡を阻止することがわかりました（Imuta et al., 2001）。

神経症傾向、外向性、開放性、調和性、誠実性の5つの性格特性は、高齢期においても大きく変化はしません（増井, 2008）。誠実性

が低い人ほど「運動不足」「過度の飲酒」など健康悪化のリスクの高い行動をとりやすく（Bogg & Roberts, 2004）、長寿には誠実性の高さが寄与することがわかりました。誠実性の高い人は自分を律することが可能で、慎重かつ一生懸命に目的に向かい努力するため、規則正しい生活習慣や健康管理が可能であり、結果として長寿につながるためと解釈されています（Friedman et al., 1993）。

E. サクセスフル・エイジングと老年的超越とは

　高齢者が高齢期に起こる生理的・精神的・社会的な変化に適応し、幸せで心理的に安定した生活を送ることを**サクセスフル・エイジング**と言います。サクセスフル・エイジングは、客観的評価としての個々人の身体能力や環境という要素と、主観的評価としての幸福感や精神的満足の2つの評価から構成されます。前提は高齢者が、生理的な老いとどのような折り合いをつけて生活すれば社会的に適応し、生活満足、幸福感や主観的満足とつながるサクセスフルなエイジングができるのかということです。ちなみに高齢期の知能は、生産的な活動を行ったり、他者に助言したりする能力と関連し、自己効力感や生活の質にも影響するなど、サクセスフル・エイジングの要素としての重要性が示されています（Baltes & Lang, 1997）。

　代表的な理論として、**SOC（Selective Optimization with Compensation）理論**（Baltes & Lang, 1997）と**社会情緒的選択理論**（Carstensen et al., 2003）があります。SOC理論は、人は自分の生理的機能の低下に気がついた時、その低下による日常生活への影響を補償するために、それまでとは異なる目標を立てたり、絞り込んだりして、喪失を見越した「選択」をしたり、喪失に基づいて「選択」をし、選択した領域に資源を配分して、機能の維持や向上をはかる方略「最適化」をとりながら、自分の発達や加齢を制御しながら適応していくことができるとするものです。

　社会情緒的選択理論は、人が社会的な関係を持つ動機には、情緒的な交流と知識の獲得の2つの側面があり、自分の将来が開けているという認識の中では知識の獲得に、限界があると認識される時に

は情動に関連した動機づけが起きるとし、高齢期は生理的な老化に気づくことで、情動志向になることを説明した理論です。

さらに、超高齢者に関するトルンステム（Tornstam, 1997）の**老年的超越理論**が登場しました。超高齢者は身体の老化による社会関係の縮小が起きても、一般的な社会的価値を捨て孤立した生活を好み、存在そのものをありのままに受容し、宇宙的な意識を持つような状態の価値観や行動特性を身につけ、精神的に満足した幸せな状態にいることができるというものです。

F. 死生観

平成29年版高齢社会白書（内閣府, 2018）によれば、治る見込みがない病気になった場合、最期はどこで迎えたいかと質問したところ、自宅希望が54.6％で最も高く、次いで病院などの医療施設が27.7％でした。高齢者は死が迫った時に心身の苦痛緩和を望んでおり、自宅での自然な死を希望していることが示されました。また、高齢者は死の準備が必要であることを認識しているが、身の回りの整理や、やり残した事柄への取り組みについての実施率は低く、認識と行動の乖離があります（中木・多田, 2013）。

また、現状の生活への意味づけが自分自身の死への対処に影響することが示されており、これまでの人生のみならず現在の生き方についても自分自身で振り返ることが重要です。高齢者の死生観については一致した見解は得られていません。寿命との関係から死を身近に感じ、これまで生きてきた意味やあり方を模索していると考えられますが、高齢者自身が生と死について語る場所がないことが現実です。

5. 障害や大病による心理的危機

　人生の半ばで事故や病気により身体に障害を負うという体験に遭遇した場合、加齢による身体の変化とは異なり、予期せぬ不可逆的な身体的変化を体験することになります。身体的な変化だけではなく、他者との関係、社会での役割、自己像の変化など様々な次元での変容を強いられるでしょう。

　脊髄損傷による下肢麻痺のため、車椅子での生活を余儀なくされた時、青年期・成人前期で損傷した場合には障害の受容に至るまでに10年〜30年を要するのに対し、中年期・高齢期では3年〜6年と比較的短期間です（小島，2010）。中年期・高齢期を生きる人は、受容のプロセスである模索を経ずに受容に至ります。予期せぬ障害を負った時、家庭や職場への復帰など現実的な課題が迫ってくるため、青年期と比較して模索している場合ではなくなるのかもしれません。

　これまで見てきたように、中年期は心身、職場、家庭など様々な次元で不安定な要素による危機を伴う時期であり、生涯発達プロセスにおいて自分のあり方が根底から問い直される転換期です。そして、高齢期には、与えられた環境に甘んじることなく主体的に環境に関わり、自分が利用可能な身体・心理・社会環境的資源を効果的に管理する力が必要です。中高年期の人にとって、自分らしさ、自己有用感を発揮できる心理的居場所探しが生涯通じての課題とも言えるでしょう。

参考文献

Baltes, P. B. (1984). New perspective on the development of intelligence in adulthood. In P. B. Baltes, & O. G. Brim, Jr (Eds.), *Life-Span Development and Behavior* (Vol. 6), Academic Press, 33–67.

Baltes, M. M., & Lang, F. R. (1997). Everyday functioning and successful aging. *Psychology and Aging*, **12**, 433–443.

Bogg, T. & Roberts B. W. (2004). Conscientiousness and health-related behaviors：A meta-analysis of the leading behavioral contributors to mortality. *Psychological Bulletic*, **130** **(6)**, 887–919.

Bühler, C. (1968). The course of human life as a psychological problem. *Human Development*, **11**, 184–200.

Carstensen, L. L. et. al. (2003). Socioemotional selectivity theory and the regulation of emotion in the second half of life. *Motivation and Emotion*, **27**, 103–123.

Crews, J. E., & Campbell, V. A. (2004). Vision impairment and hearing loss among community-dwelling older Americans. *American Journal of Public Health*, **94**, 823–829.

Erikson, E. H. (1950). *Childhood and Society*. W. W. Norton.

Friedman, H. S., Turker, J. S., Tomlinson-Keasey, C., Schwartz, J. E., Wingard, D. L., & Criqui, M. H. (1993). Does childhood personality predict longevity? *Journal of Personality and Social Psychology*, **65** **(1)**, 176–185.

Havighurst, R. J. (1953). *Human development and education*. Longmans, Green & CO., INC.

Imuta, H., Yasumura, S, Abe, H., & Fukao, A. (2001). The Prevalence and psychosocial characteristics of thr frail elderly in Japan. *Aging Clinical and Experimental Research*, **13** **(6)**, 443–453.

藺牟田洋美（2016）．高齢者の閉じこもり　長田久雄・箱田裕司（編）　超高齢社会を生きる　誠信書房　67–82.

鎌田ケイ子他（1987）．老人看護学　医学書院　系統看護学講座23　医学書院　258–304.

小島由香（2010）．人生半ばで障害を負うこと　岡本祐子（編）　成人発達臨床心理学ハンドブック　ナカニシヤ出版　289–297.

厚生労働省（2012）．平成24年版 厚生労働白書

厚生労働省（2020）．令和2年版 厚生労働白書

厚生労働省（2022）．令和3年版 人口動態統計月報年計（概数）の概況

Mroczeck, D. K., & Kolarz, C. M. (1998). The effect of age on positive and negative affect. *Journal of Personality and Social Psychology*, **75**, 1333–1349.

増井幸恵（2008）．性格　権藤恭之（編）　朝倉心理学講座15　高齢者心理学　朝倉書

店　134-150.

内閣府（2018）．高齢化の状況／高齢者の姿と取り巻く環境の現状と動向（3）　平成29年版　高齢社会白書

https://www8.cao.go.jp/kourei/whitepaper/w-2017/html/zenbun/s1_2_3.html

内閣府（2022）．第1章　高齢化の状況　令和4年版　高齢社会白書

https://www8.cao.go.jp/kourei/whitepaper/w-2022/html/zenbun/s1_1_1.html

中木里実・多田敏子（2013）．日本人高齢者の死生観に関する研究の現状と課題　四国大学紀要，（人文・社会科学編）**41**, 1-10.

Nevill, D. D., & Super, D. E.（1986）．*The values scale：Theory, application, and research manual*. Palo Alto, CA：Consulting Psychologist Press.

Okamoto, K., & Tanaka, Y.（2004）．Subjective usefulness and 6-year mortality risks among elderly persons in Japan. *Journals of Gerontology：Series B*, **59**, 246-249.

岡本祐子（1985）．中年期の自我同一性に関する研究　教育心理学研究, **33**, 295-306.

岡本祐子（2010）．発達危機からみたアイデンティティの生涯発達　岡本祐子（編）　成人発達臨床心理学ハンドブック　ナカニシヤ出版　39-50.

Ostir, G. V. et. al.（2000）．Emotional well-being predicts subsequent functional independence and survival. *Journal of the American Geriatric Society*, **48**, 473-478.

Schaie, K. W.（1980）．Intelligence and problem solving. In J. E. Birren & R. B. Sloane（Eds.）, *Handbook of mental health and aging*. Prentice Hall, 262-280.

柴田博（2007）．老化概念と高齢者像の変遷　柴田博・長田久雄・杉澤秀博（編）　老年学要論　建帛社　14-18.

竹内孝仁（1992）．寝たきり老人の看護と看護研究の枠組み　看護学研究, **25（4）**, 300-306.

Tornstam, L.（1997）．Gerotanscendence. *Journal of Aging Studies*, **11**, 143-154.

渡辺三枝子・ハー，E. L.（2001）．キャリアカウンセリング入門　ナカニシヤ出版

渡辺修一郎（2007）．高齢者の疾病　柴田博・長田久雄・杉澤秀博（編）　老年学要論　建帛社　87-99.

演習授業用課題

◆中年期の仕事・子育て・介護などは、する／しないといった選択の連続です。あなたならどうしますか？ それぞれの選択に対する理由について、様々な点から話し合ってみましょう。

◆成人期で脊髄損傷などの受傷を経験し、中途障害者となった時に、人の生涯発達にどのような影響をもたらすのか話し合ってみましょう。

◆人生100年時代に入り、高齢期をその人らしく生きるためにはどのような準備が必要か話し合ってみましょう。

推薦図書

長田久雄・箱田裕司他編『超高齢社会を生きる』（誠信書房，2016）

　超高齢社会の日本の光と影を最新の研究知見に基づきまとめた専門書です。高齢期と言うと、ネガティブな問題に焦点があたりがちですが、高齢者のためのモノづくりや百寿者から学ぶ健康長寿など、ポジティブな側面についても触れられています。高齢者が心身の健康をなるべく維持し、自身の人生を受け入れるために周囲ができる必要な援助法などが紹介されています。

岡本祐子編『成人発達臨床心理学ハンドブック』（ナカニシヤ出版，2010）

　大人が人生を生き抜く上で体験する様々な心の局面について網羅的に書かれた専門書です。索引を手掛かりに辞書的な使用もできます。大人は何に躓き、もがき、どのように克服するのかという通常の成人の発達だけでなく、予期しない病気や障害を有した人の発達危機の理解と援助法がまとめられています。研究職や医療職を目指す皆さんに是非読んで頂きたい良書です。

老年期心理と看護

清水裕子

　老年期とは、高齢者の基準である65歳以上を指すことが一般的です。「老い」には、年を重ねた時間と心理的な感覚の2つの意味があります。老年期の前には、向老期や老いの準備期があり、老年期にある人々は前期高齢者、後期高齢者とも表現され、一口に老年期とは言っても年齢差や個人差が大きい時期でもあります。

　エリクソン（1990）は、『老年期』の中で、老年期には青年の頃にはわからなかった感覚があると述べています。そのうち、最も特徴的なものは、多くの喪失を経験することによって生まれる感覚です。自分に纏わる事柄としては、祖父母や両親、友人など親しい人との別れ、自分の愛着の対象である恋人やペット、愛車など大切な物の喪失が老年期の人の感覚に大きな影響を与えます。老年期の人はこのような喪失に出会った時、泣き叫んだり、怒りを表すことは少ないと思います。多くの場合、甘受し、大切だった人や物の存在の意味を考え、自らに慰めや生きる力を与えてくれたことに感謝し、謙遜を学ぶ機会を得ることができます。喪失は悲しいことですが、一方で愛することや感謝することの価値を学ばせてくれます。

　また、80歳以上になった人が、しばしば高齢のために年賀状を今後は欠礼するとの挨拶状を送ることがあります。元気なうちに礼を失しないように予防的な挨拶を行っています。このように老年期になれば、それまでの様々な成功した人間関係の保持と自らの人格への愛着から、丁寧な対応を行うことができます。人々との対立を避け、関係の中で生きていくことの重要さを知り、多くの場合、社会人として模範的な行動を示すことができるのだと考えます。このような関係は、親から子への遺産ともなります。しかし、共に病気や障害を持つ老老介護にある高齢者夫婦の場合には、他者への気遣いや支援力を失い、むしろ怒りを向けたり、ストレスを感じているこ

ともあります。病気や障害を持つ高齢者は、相互支援で生活するには限界があると言えるでしょう。

　高齢になれば、多くの場合、健康を喪失します。がんや難病、骨折や生活習慣病の悪化など、やがては死に向かうことを自覚するようになります。老年期の心理的特徴は、命の終わりを感じることです。人はなぜ死ぬのか、何のために生きているのか、どうすれば安心して死ねるのか、苦しくない死はないのか、死後の整理はできているかなど、日常を過ごしながらも永訣の日への思いが胸の内にはあります。そこで、生きる意味や価値に目を向けることができ、生きている時間の使い方を考えるようにもなります。生きている時間の制約に気づき、同じ時間を生活する中で、より良く、つまり質的に充実した、満足した時間を求めるようになります。たとえ、病気や障害があっても、幸福であることが重要です。幸福は、人の主観であり、人それぞれに幸福を感じる基準は異なります。故に、人と比べることは必要でなく、自分にとって意味のあることを見いだそうとします。そのような過程で、若者とは違って人の目線を気にしないようになり、公的自己意識に変化が現れます（成田ら，1993）。若者が他者の目線を気にしながら生活するのに比べて、高齢者はどう思われてもかまわないという気持ちを持ち、しばしば若者との葛藤の元になります。人々が高齢者を見る老年観は日本人の場合、建前では敬老、本音では蔑視という独特の見方を持っています。看護者は少なくとも老年期患者への自らの偏見を軽減できるよう点検して看護にあたりたいと考えます（清水，2010）。

【参考文献】
成田健一・下仲順子・中里克治(1993)．高齢者への自己意識尺度の適用——青年群との比較　社会老年学，**37**，48-57.
Erikson, E. H., Erikson, J. M., & Kivnick, H. Q. (1986). *Vital involvement in old age*. Norton.
　　（エリクソン，E. H. 他　朝長正徳・朝長梨枝子（訳）(1990)．老年期　みすず書房）
清水裕子(2010)．老年者への対話志向性尺度の妥当性と信頼性の検討　老年看護学，**14**（2），34-41.

心の健康の心理学

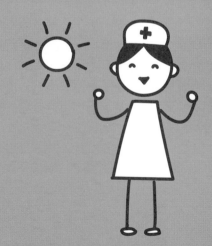

第Ⅲ部

性格―その発達形成と
その人らしさ

遠藤公久

　大学に入って、新しい友人ができた。頭もいいし、話も上手いし、行動力もあり、とても魅力的である。自分もその人のようになりたいと思うことも多いが、そう簡単に自分を変えることなどできない。ときどき自分はその真逆のように思えることがある。最近始めたアルバイトでは、よく失敗をして、叱られる。そのたびに、自己嫌悪に陥る。自分を変えたい、自分の性格を変えたいと強く感じる。

大きな失敗をすると、人は誰しも落ち込んだり、自己嫌悪に陥ったりします。また、そんな駄目な自分を変えたいと思ったこともあると思います。こういった性格の悩みなどは、自己意識の高まる青年期によく持ちやすいように思います。

　そもそも性格とは何であり、それはどのように形成されるのでしょうか。同じ家庭に育ったのに、きょうだいで性格が違うのはなぜでしょうか。また、県民性、国民性などと言われるように、その土地、その文化に特有の性格は存在するのでしょうか。

　ここでは、性格形成に関わる様々な考えについて見ていきたいと思います。

1. 性格への歴史的関心

　ギリシャ時代の三大哲学者の一人、アリストテレスの門弟にテオプラストス（Theophrastos）がいました。彼は、著書『人さまざま』（さまざまな性格）の中で、30におよぶ**性格**を具体的に描写しています。例えば、「疑い深さ」という性格について、以下のように記述しています。

　　疑い深さとは、言うまでもなく、誰に対しても不正の疑念を抱くことである。そこで、疑い深い人とは、およそつぎのようなものである。すなわち、召使いに食料品を買いにやると、その召使いがいくらで買ったかを調べてくるように、もう一人の召使いを送り出す。（中略）さらにまた、衣類を洗いに出すにも、もっとよい仕事をする洗濯屋に出すのではなく、衣類返却のしかるべき保証人をもった洗濯屋でさえあれば、そこへ出すのが彼のつね。（pp.76-77）

また、ギリシャの医師ヒポクラテス（Hippocrates）は、4種の体液（血液、粘液、黒胆汁、黄胆汁）で、ローマ時代の医師ガレノス（Galēnos）は、同様に4つの体液（多血質、粘液質、憂鬱質、胆汁質）の割合で性格を分類（類型化）し、情動や行動面傾向の特徴について説明しようとしました（例えば、多血質は温かく、友好的、楽天的だが時に自信家など）。

　このように、古来より人間の性格への関心は尽きることがありません。現代心理学が性格について科学的手法を用いて解明しようとしたのは、1920年代頃です（オールポート〔Allport, G. W.〕など）。性格は直接観察できない概念ですから、概念的定義（例えば、「個人に特有の思考や行動のパターン」など）を、操作的定義（例えば、性格は開放性、誠実性、外向性、協調性、情緒不安定性の特性から構成されるなど）として、より具体的な行動と性格特性との関連などを手がかりに理解しなければなりません。したがって、性格のアセスメントには様々な方法と留意点が必要になります（**第10章参照**）。

2. 性格形成に関わる要因：遺伝か環境か

　性格形成も、他の心身発達と同様に、遺伝的要因と環境的要因の影響を受けます。性格の中でも遺伝の影響を強く受ける側面が**気質**です。例えば、同じ年齢の乳児でも、活発に動き回りたがる児もいれば、大人しくしている児もいます。こうした行動傾向は気質の個人差と考えられます。一方、野生児や施設病（孤児院施設などでの長期間の生活により、言語や身体・運動機能の遅延、そして情緒不安定などが見られること。ホスピタリズムとも言う）などの事例から、性格形成に環境的要因が大きく影響を及ぼすこともわかります。

　近年、行動遺伝学の発展により、双生児（一卵性と二卵性）の形質（身体、知能、性格、才能、学業成績、精神・発達障害等）について遺伝率が調べられています（安藤，2017）。身体的特徴や精神障害などは

遺伝的要因が、知能や性格などは環境的要因との関連が高いことがわかっています。また、62の研究から性格の平均的遺伝率は約40％、環境による影響は約60％であるとされています。代表的な3つの性格検査における平均遺伝率は図9-1に示した通りです。

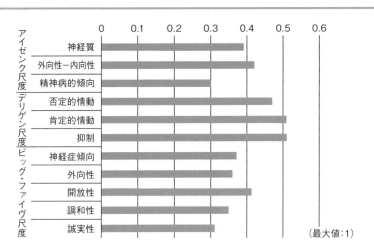

図 9-1　3つの性格検査における平均遺伝率（Vukasović & Bratko, 2015 より作成）

　ここでは性格形成への環境的影響に着目し、生涯発達的視点、発達段階的視点、そして家族環境を含む文化的視点から見ていくことにします。

3. 生涯発達的視点から見た性格形成

A. バルテスの発達影響要因

　バルテス（Baltes, P.）は、人は、生涯発達していく時に、3つの主要な要因に影響を受けると述べています（図9-2）。

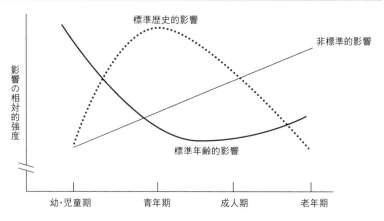

図 9-2　生涯発達における影響要因の相対的な影響力の発達的変化（Baltes, et al., 1980）

　まず、児童期までは、身体的成熟のように、生活年齢と発達は密接に関連しているとしています。このことを、「**標準年齢的要因**」と呼びました。次に、青年期から成人期は、その時代で最も社会をけん引していく年齢で、まさに社会の中心的存在である時期です。その時期には、流行、戦争、インフレなど時代の影響を強く受けやすいことから、発達影響要因として「**標準歴史的要因**」をあげています。そして、老年期に入ると、その人個人のそれまでの経験、例えば転職、転居、疾病、近親者の死などが生き方に関わるため、「**非標準的要因**」の影響が大きいとしました。このように、性格は３つの影響要因によって形成されると考えられます。

B. エリクソンの心理・社会的危機

　エリクソン（Erikson, E. H.）は、表9-1のように人の一生を、新生児から死に至るまでの８段階に分け、それぞれが一定の規則に従い発達していくという**ライフサイクル**の観点から性格を説明しました。その際、各発達段階には固有の心理・社会的危機（psychosocial crisis）があると考えました。また、その時に重要な関係性は何かも

記述しています。この予め決められた各段階で求められる危機を克服し、首尾よく通過できれば、健全な個人として成長してゆけるとしました。例えば、乳児期に十分に欲求が満たされないと、不信感が発達し、後の人間関係にもそれが影響する可能性が生まれます。

表 9-1　エリクソンの心理・社会的危機（エリクソン，1989 を改変）

発達段階	心理・社会的危機	重要な関係の範囲	基本的強さ：好ましい結果	中核的病理
Ⅰ 乳児期	基本的信頼 vs 基本的不信	母親的人物	希望：信頼と楽観性	引きこもり
Ⅱ 幼児前期	自律性 vs 恥・疑惑	親的人物	意志：自己統制と適切さの感じ	強迫
Ⅲ 幼児後期（遊戯期）	自主性 vs 罪悪感	基本家族	目的：自分の活動を開始する能力	制止
Ⅳ 児童期（学齢期）	勤勉性 vs 劣等感	「近隣」、学校	適格：知的・社会的・身体的技能の有能さ	不活発
Ⅴ 青年期	同一性 vs 同一性拡散	仲間集団と外集団：リーダーシップモデル	忠誠：独自の人間として統合した自己イメージ	役割拒否
Ⅵ 成人前期（前成人期）	親密さ vs 孤立	友情、性愛、競争、協力関係	愛：親密さで永続する関係形成、生涯を託すもの	排他性
Ⅶ 壮年期（成人期）	生殖性 vs 停滞性	労働を分け持つことと家庭の共有	世話：家族、社会、未来の世代への関心	拒否性
Ⅷ 老年期	統合 vs 絶望	人類、私の種族（わが子）	英知：充足と人生への満足感、死の受容	侮蔑

C. レヴィンソンの生活構想変化

　レヴィンソン（Levinson, D. J.）は、35 歳から 45 歳までの中年男性40 名に 2 年間にわたり面接調査をして、人生を 4 つの発達期にわけました（図 9-3）。

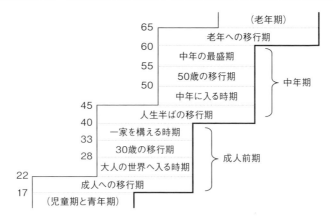

図 9-3　レヴィンソンのライフサイクル（成人男性）（Levinson, 1978）

　そして、それぞれの時期を、生活構造の変化・発達という観点から捉えています。生活構造とは、「ある時期におけるその人の生活の基本的パターンないし設計」のことです。その人が何に時間とエネルギーをかけるのか、誰とどんな関係を持つのかによって生活構造は異なります。例えば、仕事がマンネリ化し、興味関心や価値観が変化すると、転職や進学など新たな成長を求めて環境を変化させたいと思うかもしれません。生活構造は安定期（6〜8年）と転換期（4〜5年）が交互に繰り返されますが、この期間の長さについては、個人差があると考えられます。レヴィンソンは、その後、女性を対象にした研究から、このサイクルを確認しています（Levinson, 1996）。

4. 発達段階的視点から見た性格形成

A. 新生児と気質

　新生児の気質は遺伝的側面が最も強く現れた性格の根幹です。第

5章で紹介しているように、トーマスら（Thomas et al., 1970）は、ニューヨーク在住の中流家庭・上流家庭の子どもを対象に9つの子ども気質を調べました。また、これらの評価から、①扱いやすい子（40%）、②扱いにくい子（10%）、③何をするのにも時間のかかる子（15%）、④平均的な子（35%）に類型化しています（詳しくは第5章 p.81 参照）。

B. 乳児期と愛着（アタッチメント）

特定の他者や対象との情緒的な結びつきであり、乳児期にとって、生存欲求と同じ根源的な欲求が**愛着**です（愛着タイプについては、第5章 p.80 参照）。ボウルビィー（Bowlby, 1973）は、養育者との愛着関係が内在化し、他者との関係を構築する上でのモデルとして機能する**内的作業モデル（IWM）**を提唱しました。IWM は、自分の情動や欲求に対する重要な他者（養育者など）からの反応のあり方（ポジティブ／ネガティブ）によって形成された自他のイメージ（表象）です。乳児期の発達課題である基本的信頼感の形成に IWM は大きく関わります。そして、IWM は人生体験のフィルターとして機能することから、愛着がその人のその後の対人関係にも影響するとも考えられます。養育者からの虐待や放置（ネグレクト）などによって適切な愛情を得られず、人との適切な心理的距離がとれない、人間関係をうまく築けないなどの**愛着障害**が引き起こされてしまう場合もあります（DSM-5 には「反応性愛着障害」があげられています）。

C. 青年期とアイデンティティ

青年期において、**アイデンティティ**の獲得は克服すべき発達課題です（第7章参照）。現代社会は、ニート、フリーター、引きこもりなど定職に就かず、結婚もしない（あるいは晩婚化）若者たちが増えていると言われます。時代が大きく変動し、価値観が多様化している現代では、自己を限定することを恐れ、避けようとする、大人になれない若者が増えてしまうのも仕方のないことかもしれません。

時代がどのように変遷しても、青年期は自己意識が発達し自己客

観視を強めるため、自己評価は大きく変動しやすく不安定になる時期と言えます。そして、理想と現実の狭間で悩み、自分（性格）を変えたいと切望する時期でもあります。既成の価値観に疑問を抱き、周囲との軋轢を強めることもあるでしょう。青年は、心の安寧を交友関係に求めますが、その一方で、友人は素の自分を映す、時に厳しい鏡的存在でもあります。また、深い友情を渇望しすぎて、満たされず孤独感に陥ることもあるでしょう。疎外されることを恐れた周囲に同調的な交友関係は、時に自分らしさを失わせもします。青年期は交友関係を通じ、それまでの自己の性格を見直し、確認する時期です。その人なりのまとまり感を実感できるように、人生ではじめて自己を再構成する発達時期であると考えられます。

D. 中年期、老年期の揺らぎと統合

職業選択、配偶者選択、出産や育児、そして地域との関わりなどを経験し、青年から大人に移行した後、人生の転換期と言われる中年期を迎えます（第8章参照）。かつて中年期は、人生で最も安定した発達時期と言われましたが、近年はその一方で**"中年期の危機"**に直面することが多いとも言われます。中年期には「自己確立感や安定感の増大」など肯定的、安定的変化もありますが、「身体感覚の変化」「時間的展望のせばまりと逆転」「生産性における限界感の認識」「老いと死への不安」など否定的で不安定な変化も経験します。そのため、これまでの人生のようには生きられず、中年期のアイデンティティは揺らぎ、再体制化が発達課題となります（岡本, 1995）。

次に、定年退職などを契機に、社会的役割に強く縛られていた立場から自由な立場へ解放されるのが老年期です。それは、ある意味、社会の中心から離れることになります（第8章参照）。エリクソンは、この時期を"統合と絶望"の心理・社会的危機にあるとしています。それまでの人生の集大成をするために、その人らしい創造的な生活の再構成が必要です。性格の加齢変化については、頑固さ、怒りやすさ、嫉妬深さなどが増し、安定していると言われる一方で不安定な側面もあり、一貫した結果はありません。下仲・中里

（1999）による 15 年間の追跡調査によれば、性格の変化（安定性も含め）は肯定的な方向と否定的な方向が示され、自己概念では過去の自己は加齢と共に肯定反応（充実や安定視）が増加する反面、未来の自己は肯定反応から否定反応（自分の死や病気・老化）に変化するとしています。

5. 家庭環境を含む文化的影響と性格形成

A. 親の養育態度

性格形成に最も直接的な影響を与えると考えられる親の養育態度については、古くから注目されてきました。サイモンズ（Symonds, P. M.）の「支配 - 服従」「保護 - 拒否」、シェーファー（Schaefer, E. S.）の「自律 - 統制」「愛情 - 敵意」、バウムリンド（Baumrind, D.）の「統制」「応答性」などの各次元の組み合わせから、親の養育態度として、理想的あるいは問題のある態度などがあげられています。サイモンズは、支配的でも服従的でもなく、保護的過ぎず拒否的でもない、すべてに中庸である（バランスがとれている）状態を理想的親子関係としています。シェーファーは、自律的で愛情的な態度が理想としています。また、バウムリンドは統制（子どもの意思とは関係なく、[母] 親が良いと思うことを決定し強制する行動）が弱く、応答性（子どもの意図や欲求に気づき、できるだけ充足に努める）が高い態度（許容的親）が望ましいと考えます。

一方、好ましくない態度として、サイモンズを基に表 9-2 のような子どもの反応との関係性があげられます。どのような態度が理想（問題）かは、時代的情勢、文化や民族性、子どもの気質（性格）、そして子どもが親の態度をどう認知しているかなどを考慮に入れる必要があるでしょう。

表 9-2　好ましくない親の態度と子どもの反応（守屋，1962 より作成）

好ましくない親の態度		子どもの反応
拒否型	積極的拒否型 （罰、虐待、威嚇など）	注意を引く行動、攻撃的、反抗的、消極的反応など
	消極的拒否型 （無視、否定、置き去りなど）	
過保護型	干渉型 （世話やき、先回りなど）	依頼心、引っ込み思案、孤独、幼稚、責任感が弱い、集団生活の不適応
	不安型 （心配、取越苦労など）	神経質、身体虚弱、忍耐力欠如など
過支配型	厳格型（権威型） （命令、制限、禁止、強制、独裁、非難など）	服従、従順、自主性や独創性の欠如、大人の顔色を見る、かげひなたがある、劣等感、暗い表情など
	期待型 （野心の投影、依存など）	逃避的、子どもらしさの喪失、不安、満足度の欠如、消極的、無感動など
溺愛型	献身的、盲愛、甘やかし、極端な子ども本意など	幼児的、自己中心的、内弁慶、無責任、約束が守れない、忍耐力欠如、無作法など
矛盾・不一致型	矛盾型 （気分本位、一貫性の欠如など）	情緒不安定、反抗的、劣等感など
	不一致型 （親や家族の態度の不一致）	片親に甘える、両親に対し異なる態度をとるなど

B. 出生順位——きょうだい関係

　同じ親から生まれ、同じ家庭で育ったのに、出生順位の影響で、きょうだいの性格が異なるのはなぜでしょうか。例えば、長子の性格は自制的、慎重、ひかえめ、親切などであり、次子（末子）の性格は快活、多弁、甘ったれ、強情、依存的、嫉妬などが特徴としてあげられます（依田, 2000）（中間子は、どちらかと言うと長子に共通な性格が多く、一人っ子は長子的であり末子的であると言われます）。

　こういった違いが生まれる背景には、親が子どもに持つ役割期待の相違、子どもの側の問題（長子には長子としての自覚があるが、次子にはないなど）、気質の個人差、育った家庭環境の相違、親の育児へ

の慣れ（長子は初めてのため神経質になりやすい）などがあげられるでしょう。さらに、きょうだい間での相互関係の影響も考えられます。

C. しつけ観の文化差

文化は、その社会を構成する人々によって習得、共有、伝達される行動様式や生活様式です。文化は人々の性格形成に大きく影響し、性格の中に固有の文化様式を伺い見ることができます。

文化人類学者のミード（Mead, M.）は、ニューギニアの３つの未開部族（アラベッシュ、ムンドグモール、チャンブリ）について、性格特性をはじめ、男女関係、育児・しつけなどについて報告しています。アラベッシュ族は、山地に居住し、男性も女性もたいてい非攻撃的で、子どもに対して温かく愛情を持って接する特徴があります。性格も、協同的、温和、家族的です。ムンドグモール族は、河川付近に居住し、男性も女性も攻撃的で、子どもに対しても冷たく放任的です。性格も特に女性は自己主張的で、残酷、粗暴、非協同的です。チャンブリ族は、湖付近に居住し、男女の性役割が逆転しています。男性は服従的で消極的、女性は育児において授乳はするものの、主に父親の役割を担います。性格は、女性は攻撃的、支配的、保護者的で活発です。一方、男性は、女性に対して臆病で内気、劣等感を持ち、陰険で疑い深いです。その後、この調査結果に基づく文化型は必ずしも正しくないとの指摘はあるものの（フリーマン, 1995）、性格形成において、後天的、環境的な要因として文化の影響力が大きいことには間違いありません。

D. 自己観に見る文化差

マーカス・北山（Markus & Kitayama, 1991）は、西洋と東洋（ここでは主に日本）における自己観の相違点について、西洋的な「**相互独立的自己観**」と東洋的な「**相互協調的自己観**」の違いであるとしています（図9-4）。

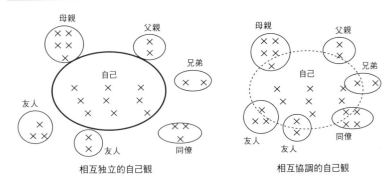

図 9-4　西洋的自己観と東洋的自己観（Markus & Kitayama, 1991）

　「相互独立的自己観」においては、自己は他者と切り離され分離した存在であり、自他の相違性によって定義された自己です。一方、「相互協調的自己観」では、自己は他者と重なりあった境界があいまいな存在であり、自他の接点、つまり共通性によって定義された自己です。日本人は、他者との調和を重視し、集団への所属や相互依存性を重視するため、集団から受け入れられることが、自己にとって重要な課題です。自己卑下的になることで、自分の肯定的側面よりも否定的側面に目を向け、他者からの承認を得ようとする傾向があるようです。そういった文化的側面が、間接的に性格形成に影響を及ぼしていると考えられます。

参考文献

安藤寿康（2017）．「心は遺伝する」とどうして言えるのか　創元社

Baltes, P. B., Reese, H. W., & Lipsitt, L. P.(1980). Life-span developmental psychology. *Annual Review of Psychology*, **31**, 65–110.

Bowlby, J.(1973). *Attachment and loss*. Basic Books.
　　（ボウルビィ，J.　黒田実郎他（訳）(1977)．母子関係の理論Ⅱ——分離不安　岩崎学術出版社）

Erikson, E. H.(1982). *The life cycle completed : A review*. Norton.
　　（エリクソン，E. H. 村瀬孝雄・近藤邦夫（訳）(1989)．ライフサイクル、その完結　みすず書房）

Freeman, D.(1983). *Margaret Mead and Samoa*. Harvard University Press.
　　（フリーマン，D. 木村洋二（訳）(1995)．マーガレット・ミードとサモア　みすず書房）

Levinson, D. J.(1978). *The seasons of a man's life*. Knopf.
　　（レヴィンソン，D. J.南博（訳）(1992)．ライフサイクルの心理学　上・下　講談社）

Levinson, D. J.(1996). *The seasons of a woman's life*. Ballantine Books.

Markus, H., & Kitayama, S.(1991). Culture and the self : Implications for cognition, emotion, and motivation. *Psychological Review*, **98**, 224–253.

守屋光雄（1962）．発達心理学　朝倉書店

岡本祐子（1995）．人生半ばを超える心理　南博文・山田洋子（編）講座生涯発達心理学 5　老いることの意味——中年・老年期（第 2 章）金子書房

下仲順子・中里克治（1999）．老年期における人格の縦断研究——人格の安定性と変化及び生存との関係について　教育心理学研究，**47**，293–304.

テオプラストス／森進一（訳）(1982)．人さまざま　岩波文庫

Thomas, A., Chess, S., & Birch, H. G.(1970). The origin of personality. *Scientific American*, **233**, 102–109.

Vukasović, T., & Bratko, D.(2015). Heritability of personality : A meta-analysis of behavior genetic studies. *Psychological Bulletin*, **141 (4)**, 769–785.

依田明（2000）．きょうだいと性格　詫摩武俊・鈴木乙史・清水弘司・松井豊（編）シリーズ・人間の性格　第 2 巻　性格の発達　ブレーン出版

演習授業用課題

◆性格を変えたいと思ったことはあるか、それはどういう時かについて、相互に話し合ってみましょう。

◆兄弟姉妹で性格がどのように異なるか、またそのメリットとディメリットについて話し合ってみましょう。

◆血液型と性格には関連性がないことがわかっている。しかし、関連があると信じてしまう人が多いのはなぜか、またそれに似た経験があれば話し合ってみましょう。

推薦図書

テオプラストス／森進一（訳）『人さまざま』（岩波文庫，1982）

　ギリシャ時代の三大哲学者の一人、アリストテレスの門弟テオプラストスが、30以上に及ぶ性格を分析し、具体的に描写しています。古代ギリシャ時代から、人の性格について関心があったことがうかがえる貴重な本です。

安藤寿康『日本人の9割が知らない遺伝の真実』（SB新書，2016）

　近年注目されている、行動遺伝学的視点から、人の心はどこまで遺伝するのか（例えば知能や性格など）双生児研究者の筆者が内外の研究をわかりやすく紹介している入門書です。また、教育的視点から遺伝に見る個人差についても考察しています。

患者さんの性格を知り、看護にいかす

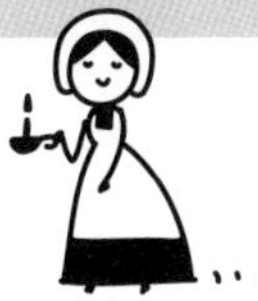

森田牧子

「学生さんの担当をはずしてください」

もし、実習中に患者さんからこんなことを言われたら、看護にたずさわる人間なら相当なショックを受けると思います。私は学生時代に同じようなことを言われ、当時は経験も浅い上に対処方法も身についておらず、悲観的な感情を持ちました。皆さんの中にも同様の経験をした方がいるかもしれません。しかし、この経験をどのように受け取るかでその後の成長過程は大きく変わります。

臨地実習は常に流動的な環境にあり、看護学生はその変化の中で学習していかなければなりません。レイブ（Lave, J.）とウェンガー（Wenger, E.）は、実習での学習を正統的周辺参加（Legitimate Peripheral Participation：LPP）という概念で提唱しています。正統的周辺参加（実習）では、活動への参加自体が学習であり、周囲との関係やそこでの変化が学習に影響を与えると考えます。つまり、学生は初心者として臨床現場の一部の活動を担いつつ、一定水準の看護を習得するために「周辺から中心に向かう」活動中です。ただそうは言っても、冒頭のような言葉は避けたいものです。あなたはダメージ最小化のためのセルフマネジメント、できていますか？

性格を知る

臨床では優しくお話される方、無愛想で会話の無い方、怒ってばかりの方、と様々な患者さんに出会います。患者さんの心理状態は環境要因もさることながら、性格的な要因も除外できません。ただ原因を患者さん側のみに置くのではなく、自らの性格やお互いの心理状態を把握する必要があります。つまり、患者さんと自我状態の間でバランスをとることでトラブルを最小化することが可能です。

1957年にバーン（Berne, E.）が創案した交流分析（Transactional

Analysis: TA）というパーソナル理論にはエゴグラムという自我状態を知る方法があります。人は誰でも親（Parent: P）、大人（Adult: A）、子ども（Child: C）という3つの自我を持つと仮定することで、自分のこころの状態に気づくことができます。

　親（P）の自我状態は批判的であったり（Critical Parent: CP）、それとは逆に擁護的（Nurturing Parent: NP）な反応が表れます。子ども（C）においては、自由奔放（Free Child: FC）さや、それとは対極的な従順さ（Adupted Child: AC）が存在します。そして、大人（A）は、物事や状況を判断する理性的な自我状態を意味します。つまり、患者さんの自我状態がFCやCPであれば、冒頭のような反応が出ることが考えられます。そして、患者さんの自我状態を把握すると同時に「この患者さんはCPの強い状態だから、教育的（批判的）な反応が出ている」、「いま私の自我状態はFCの一面が出てしまったために、患者さんからネガティブな反応が出たのかもしれない」といったように性格的な側面を把握して対応していけば、いずれポジティブな反応が相手から出てくる可能性があります。

　交流分析では、互いのParent（CP、NP）・Adult・Child（FC、AC）の5つの自我状態の交流（Trans）による反応（Action）の変化を分析します。実習中、この分析を行うことはストレスケアとしても有用です。怒られたことに一喜一憂するだけではなく、なぜそのような指摘を受けたのかに加えて、「相手がどういった心理（自我）状態だったから、この反応が出たのか？」という思考法は、プライベートでも有用なコミュニケーションツールになるはずです。

【参考文献】

Lave, J., & Wenger, E.（1991）. *Situated learning*. Cambridge University Press.
　　　（レイヴ, J.・ウェンガー, E. 佐伯胖（監訳）(1995). 状況に埋め込まれた学習——正統的周辺参加　産業図書　1-20）

Berne, E.（1964）. *Games people play*. Grove Press.
　　　（バーン, E. 南博（訳）（1989）. 人生ゲーム入門　河出書房）

武井麻子他（2017）. 精神看護の基礎（第5版）　精神看護学1　医学書院

性格と知能の
アセスメント

齋藤和樹

　私の血液型は「A 型」だから「几帳面」。子どものころから
友だちにそう言われてきたし、自分でもそう思ってきた。友
だち同士では、けっこう盛り上がる血液型と性格の話。でも、
大学の授業で血液型と性格には何の関係もないと知った。そ
れなら、性格はどのようにして測るのだろうか？

　また、知能は、どのように測定するのだろうか？　高齢社
会の日本で話題となっている「認知症」とはどのようなもの
だろうか？

日本では、根強い人気の「血液型と性格」の話ですが、心理学的にその科学的根拠は証明されていません。心理学で性格を理解するためには、科学的方法によって作成された「性格検査」という方法を用います。また、知能についても同様に「知能検査」を用いて測定します。

　本章ではまず、1. 性格とは何か、2. 性格の理解、3. 性格検査、4. パーソナリティー障害について学びます。次に、1. 知能とは何か、2. 知能検査、3. 知能の障害について取り上げます。

1. 性格

A. 性格とは

　私たちの周りには、「おっとりとした人」、「短気な人」、「明るい人」、「陰気な人」、「おせっかいな人」、「冷淡な人」など、様々な特徴を持った人がいます。このような、その人の「人柄」や「人と為り」を表す側面を、「**性格**」または「**人格**」と言います。

　性格（character）という言葉は、語源的にギリシャ語の「刻み込まれたもの」に由来すると言われており、本来、生得的で基底的なものという意味合いを持っています。すなわち、状況が変わっても一貫して個人を特徴づける傾向のことです。一方、人格（personality）は、ラテン語のペルソナに由来していると言われており、「見かけ上、ある特徴を持った人」という意味合いを持っています。ペルソナは、演劇で役者がつける仮面のことですが、日本の伝統芸能である能でも能面を使うことによって登場人物の性別、年齢、人格などが表現されます。なお、心理学で「人格」と言う場合、一般に「人

格者」と言われる時のような倫理・道徳的な価値観を全く含んでいません。最近は、人格よりも「**パーソナリティー**」と呼ばれることが多くなりました。オールポート（Allport, G. W.）は、パーソナリティーを「個人のうちにあって、その個人に特徴的な行動や思考を決定する心理的・生理的システムの力動的な体制」と定義しています。

　現在は、性格もパーソナリティーも同義として扱われ、それらを統一してパーソナリティーという用語が用いられることが多くなっています。つまり、パーソナリティーは「個人の精神と身体的行動の力動的かつ恒常的特性」と理解することができます。

B. 性格の理解

（1）性格の層構造

　性格は、図10-1のように同心円の図で説明されることがあります。これをパーソナリティーの層理論と言います。

　性格の形成要因には、遺伝的要因と環境的要因があり、性格の中心にある「**気質**」は、遺伝的・身体的要素の割合が大きく関わっている部分です。したがって、気質は一貫性があり、変化しにくいものです。その周りにある「**気性**」は、ある気質を持った個人に周りの人間がどのように関わるかという人間関係で形成される部分で、個人の幼少期の家族関係などの影響が大きい部分です。

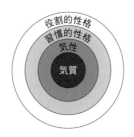

図 10-1　性格の層構造

その次にある「**習慣的性格**」は、日常生活で形成される部分で、気質や気性などをもとにその個人の行動や思考などの特徴を形づくっているものです。一番外側にある「**役割的性格**」は、職業や与えられた地位や役割によって形成される部分です。この部分は、職業や役割から離れることによって変化することがあります。

（2）性格の類型論

クレッチマー（Kretschmer, E.）は、医師として精神疾患と体格と気質との関連を研究しました。その結果、躁うつ病の人は肥満型の人が多く、統合失調症の人は細長型が多く、てんかんの人は闘士型が多いことを見出しました（図 10-2）。そして、患者の病前性格などの調査から肥満型には循環気質（躁うつ気質）が多く、細長型には分裂気質が多く、闘士型には粘着気質が多いことに気づき、精神疾患と体格の関係が健常者の気質と体型の関係に応用できると考えました。

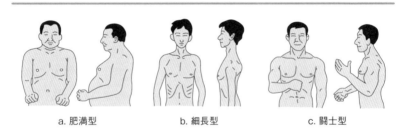

a. 肥満型　　　　　　b. 細長型　　　　　　c. 闘士型

図 10-2　クレッチマーによる体型の分類（Kretschmer, 1921）

循環気質は、社交的で親切で善良で温厚という基本的な特徴があり、陽気、活発でユーモアに富む、激しやすいといった躁状態の特徴と、陰気、もの静か、不活発といううつ状態の特徴が共存しています。**分裂気質**は、非社交的、内気、きまじめ、変わり者という基本特徴があります。さらに、神経質、臆病、興奮しやすい、傷つきやすいといった敏感な面と無関心、従順、お人好し、温和という鈍感な部分を併せ持っています。

粘着気質は、粘り強い、ものごとに熱中する、几帳面、融通がきかないなどの基本特徴があり、一般的に温和で礼儀正しいが、その反面激高するという傾向があります。

　ユング（Jung, C. G.）は、心的エネルギーである**リビドー**が働く方向性によって、性格を**外向型**と**内向型**の2つのタイプに分けました。外向型は、外界のものごとや人について関心が強く、実用性を重視する、環境の変化にすぐ馴染む、社交的で友人がすぐできる、感情は細やかではなく、自分自身をあまり省みない、欲求不満場面では攻撃など直接的な行動に出やすいという特徴があります。これに対して内向型は、自分の内面についての関心が強く、ものごとの外見ではなく本質を重視する、環境の変化になじむのに時間がかかる、引っ込み思案で友人は多くない、感情が細やか、自己分析的・自己批判的である、欲求不満場面では現実逃避をしたり空想にふけるという特徴があります。さらに、それぞれに思考機能、感情機能、直感機能、感覚機能の4つの心理機能を組み合わせて性格を8つのタイプに分類しました（表10-1）。

表10-1　ユングの性格分類

性格	特徴
①外向思考型	客観的な事実に基づいて、論理的に物事を考えるタイプ
②外向感情型	自分の気持ちにしたがってそのまま生き、しかもその気持ちが周囲の要求と一致しているタイプ
③外向直感型	世間の事柄について、既存の考えではなく、インスピレーションに基づいて可能性を求めて行動するタイプ
④外向感覚型	客観的事実をそのまま受けとめ、それを経験として蓄積していくリアリストタイプ
⑤内向思考型	独創的にものごとを考えるが、ひとりよがりになりがちなタイプ
⑥内向感情型	外見的には控えめで、無感情のように見えるが、内面に同情や激しい感情を秘めているタイプ
⑦内向直感型	世間のことがらには無頓着で、自分の内的な世界の中に閉じこもるタイプ
⑧内向感覚型	外的な刺激そのものではなく、それによって引き起こされる主観を重視するタイプ

このように性格を捉える時に、ある典型的な性格を想定し、個人をどれかに当てはめる形で性格を把握する方法を**性格の「類型論」**と言います。科学的とは言えませんが血液型のA、B、O、AB型のどれかで性格を捉えようとする方法も一種の類型論と言えます。

（3）性格の特性論

　性格を個々の行動傾向（特性）の集合体と捉え、その特性の強弱によって性格が異なるという考え方を**性格の「特性論」**と言います。外向的か内向的かのどちらかに決めるのではなく、外向的と内向的の割合の程度を見るなど各特性のプロフィールから性格を理解しようとする考え方です。この考えの代表者に、オールポート、キャッテル（Cattell, R. B.）、ギルフォード（Guilford, J. P.）等がいます。

　近年は5因子で性格を把握できるという考え方が主流です。「**ビッグ・ファイブ**」とも呼ばれるこの5因子はゴールドバーグ（Goldberg, L. R.）やコスタ（Costa, P. T. Jr.）とマクレー（McCrae, R. R.）などによって研究され、研究者によって表現に若干の違いがあるものの、ほぼ次の5因子で性格が把握できるとされています。それらは、①外向性－内向性（積極的－控えめ）、②愛着性－分離性（親和的－自主独立）、③統制性－自然性（目的合理的－あるがまま）、④情動性－非情動性（敏感さ－情緒安定）、⑤遊戯性－現実性（遊び心がある－堅実）です。

　この他に、性格の構造と機能を明らかにすることに重点を置いた**性格の「構造論」**という把握方法もあります。代表的な理論としては、フロイト（Freud, S.）の心的装置論やレヴィン（Lewin, K.）の場の理論などがあります。

C. 性格のアセスメント

　性格をアセスメントする方法には、**面接法**と**検査法**があります。

（1）面接法

　面接法には、次の3つのタイプがあります。
①構造化面接：あらかじめ質問内容、質問の順序、言葉使いなどを決めておく面接方法です。誰が行っても同じ結果が得られ、客観性が保たれるようになっている面接法です。

②非構造化面接：質問内容、質問の順序、言葉使いなどは特に決められておらず、面接者が自由に面接できる方法です。カウンセリングなどで性格を把握する場合に用いられますが、性格の把握の程度は、面接者の力量によって左右されます。

③半構造化面接：構造化面接と非構造化面接の中間に位置するもので、あらかじめ質問内容や順序、言葉遣いは決めておくものの、必要に応じてその場で自由に質問を追加できる面接方法です。

（2）検査法

これは、いわゆる心理検査を用いる方法です。心理検査は、次の条件をすべて備えている必要があります。

①妥当性：その検査が調べようとしているものをきちんと測定していること。

②信頼性：その検査を同一の条件で同じ人に行った場合、同じ結果が得られること。

③客観性：評価や採点をする場合に、誰がやっても同じ結果が得られ、また、統計的手順で「標準化」されていること。

性格を把握する心理検査を「**性格検査**」と呼びます。性格検査は、「質問紙法」、「投影法」、「作業検査法」の３つのタイプに分かれます。

①**質問紙法**：あらかじめ用意された質問項目に対して、「はい」「いいえ」「どちらでもない」などで回答させて、それを得点化することで性格を判断しようとする方法です。代表的な質問紙法の性格検査には、谷田部・ギルフォード性格検査（Y-G性格検査：**図10-3**）、ミネソタ多面人格目録（MMPI）、東大式エゴグラム（TEG）などがあります。

②**投影法**：曖昧な模様や絵などの刺激に対する自由な反応からその人の性格特徴を把握しようとする方法です。代表的な投影法の性格検査には、インクのシミの図版を見せて何が見えるのか、それはどこに見えるのか、なぜそう見えるのかなどをたずねるロールシャッハ・テスト（**図10-4**）、絵を見せて物語を作らせる主題統覚検査（TAT：**図10-5**）、刺激語から文章を作成する文章完成法テス

ト（SCT）、一本の実のなる木を描くバウムテスト、家、木、人を描かせる HTP などがあります。

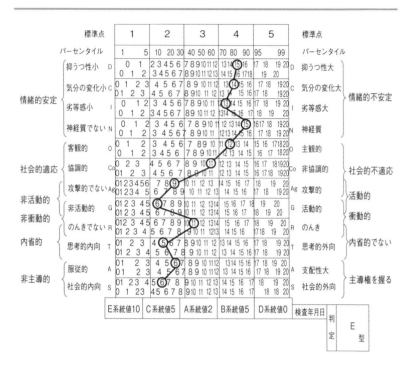

図10-3　Y-G性格検査のプロフィール例

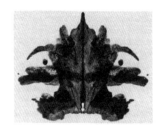

図10-4　ロールシャッハ・テスト
（川瀬・松本，1997）

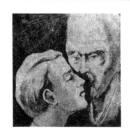

図10-5　TAT
（川瀬・松本，1997）

③**作業検査法**：一定の作業をさせ、その作業量などの結果から性格を把握する方法です。並んだ両側の数字を足し算させる**内田クレペリン精神作業検査**（図10-6）は、その代表的な検査です。

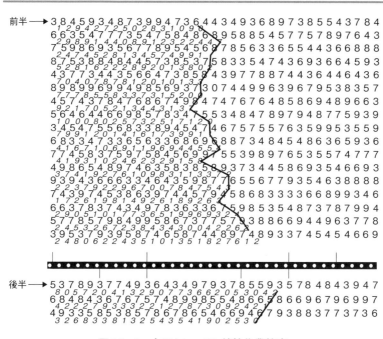

図10-6　内田クレペリン精神作業検査

D. パーソナリティー障害

アメリカ精神医学会は、**パーソナリティー障害**を「その人の属する文化から期待されるものから著しく偏り、広範でかつ柔軟性がなく、青年期または成人期早期に始まり、長期にわたり安定しており、苦痛または障害を引き起こす、内的体験および行動の持続的様式」と定義し、10種類に分類しています（**表10-2**）。この障害は、治療すれば徐々に改善が期待できる精神疾患と考えられています。

表 10-2　パーソナリティー障害（DSM-5 の分類）

分類		特徴
A群 (奇妙で 風変わりな タイプ)	猜疑性パーソナリティー障害/ 妄想性パーソナリティー障害	広範な不信感や猜疑心が特徴
	シゾイドパーソナリティー障害/ スキゾイドパーソナリティー障害	非社交的で他者への関心が乏しいことが特徴
	統合失調型パーソナリティー障害	会話が風変わりで感情の幅が狭く、しばしば適切さを欠くことが特徴
B群 (感情的で 移り気な タイプ)	反社会性パーソナリティー障害	反社会的で衝動的、向こうみずの行動が特徴
	境界型パーソナリティー障害	感情や対人関係の不安定さ、衝動行為が特徴
	演技性パーソナリティー障害	他者の注目を集める派手な外見や演技的行動が特徴
	自己愛性パーソナリティー障害	傲慢・尊大な態度を見せ自己評価に強くこだわるのが特徴
C群 (不安で 内向的な タイプ)	回避性パーソナリティー障害	自己にまつわる不安や緊張が生じやすいことが特徴
	依存性パーソナリティー障害	他者への過度の依存、孤独に耐えられないことが特徴
	強迫性パーソナリティー障害	融通性がなく、一定の秩序を保つことへの固執（こだわり）が特徴

2. 知能

A. 知能とは

　知能は、一般に「学習する能力、学習によって獲得された知識および技能を新しい場面で利用する能力、獲得された知識によって選択的に適応する能力」と言うことができます。

　キャッテルらは、新しい場面に臨機応変に対応する**流動性知能**と経験の結果として蓄積された知識・知恵である**結晶性知能**に区分し

ました。流動性知能は、20歳頃をピークに加齢とともに徐々に低下しますが、結晶性知能は、比較的保たれる傾向にあります。

B. 知能の測定

（1）ビネー式知能検査

フランスのビネー（Binet, A.）らは、平易な問題から徐々に難しい問題になるように並べた検査を作り、ある子どもの知能程度が一般の子どもの平均的な発達水準の何歳に相当するのかがわかるようにしました。この検査で**精神年齢（MA）**が測定できるようになりました。その後、ビネーの検査は、アメリカのスタンフォード大学のターマン（Terman, L. M.）によって改良され、**知能指数（IQ）**という知能の指標が生まれました。IQ は、以下の公式で求められます。

$$IQ = 精神年齢（MA）÷暦年齢（CA）×100$$

つまり、IQ は 100 が基準になる指標です。日本では、田中寛一による「田中ビネー知能検査」や鈴木治太郎による「鈴木ビネー知能検査」が用いられています。

（2）ウェクスラー式知能検査

アメリカのウェクスラー（Wechsler, D.）は、言語での質問に言語で回答する「**言語性検査**」と、パズルのように言語を使用しなくても回答できる「**動作性検査**」からなる知能検査を、以下のように対象年齢ごとに3種類作成しました。

①成人用：WAIS（ウェイス）
②児童用：WISC（ウィスク）
③幼児用：WPPSI（ウィプシ）

ウェクスラー式の検査は、日本でも標準化されており、その人の知能の特徴を詳しく評価することができるため、医療現場でよく使用される知能検査です。なお、ウェクスラー式の検査では、**偏差知能指数**が用いられます。

C. 知能の障害

（1）精神遅滞（知的能力障害）

DSM-5 では、精神遅滞（mental retardation）を**知的能力障害**（intellectual disability）と呼んでいます。知的能力障害は、発達期（18 歳未満の時期）に、IQ が 70 未満の知的障害を呈し、適応行動にも障害を伴います。原因は、遺伝的（染色体疾患を含む）なもの、胎生期の感染や催奇性物質の影響、出生後の感染や外傷性脳損傷など様々です。知的能力障害の人には「**療育**」が重要となります。

表 10-3　知的能力障害の程度

程度	IQ	特徴
軽度	およそ 50-70	小学校 6 年生くらいの学力を身につけられる。最低限の身辺自立は可能で、職業技能も身につけられるが、サポートが必要。
中等度	およそ 35-50	小学校低学年くらいの学力を身につけることができる。保護的な条件で、非熟練的な作業に従事することができる。
重度	およそ 20-35	コミュニケーション能力はごくわずか。完全な見守りの中で、自身の生活維持に関することを一部できるようになることもある。
最重度	およそ 20 以下	常時援助と監督が必要。

（2）認知症

「**認知症**」とは、生後いったん正常に発達した種々の精神機能が慢性的に減退・消失することで、日常生活・社会生活を営めない状態を言います。これは、脳の神経細胞の変性や逸脱によって起こるもので、加齢による物忘れとは質的に異なる疾患です。

日本における 65 歳以上の認知症の人の数は、2025 年には 675 万人〜730 万人（65 歳以上の約 5 人に 1 人）になると推計され、2030 年には 744 万人〜830 万人になると推定されています（内閣府, 2017）。

認知症の症状は、大きく「中核症状」と「周辺症状（BPSD: Behavioral and Psychological Symptoms of Dementia)」に分けられます。中核症

状とは、「記憶障害」「見当識障害」「失認・失行・失語」「実行機能障害・判断力障害」のことで、認知症患者にはいずれかの症状が必ず現れます。BPSD は、中核症状が原因で引き起こされる二次的な症状で、具体的には「徘徊」「抑うつ」「失禁・弄便」「幻覚」「妄想」「睡眠障害」「暴言・暴力」などがあります。

　認知症は、その原因によって、いくつかのタイプに分かれます（図 10-7：表 10-4）。

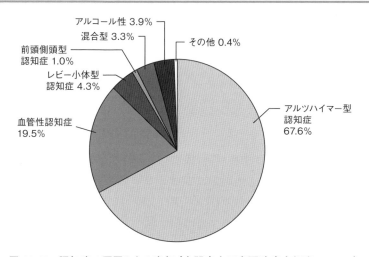

アルコール性 3.9%
混合型 3.3%
前頭側頭型
認知症 1.0%
レビー小体型
認知症 4.3%
血管性認知症
19.5%
その他 0.4%
アルツハイマー型
認知症
67.6%

図 10-7　認知症の原因となる病気（内閣府大臣官房政府広報室，2022）

表10-4 四大認知症の原因となる病気と特徴（さいたま市，2022）

	原因	特徴
アルツハイマー型認知症	脳細胞に変化が起こり、脳が萎縮して機能が損なわれる病気。	著しい記憶障害と判断力の障害、実行機能障害などが現れる。症状はゆっくりと進み、確実にスロープを降りていくように進行する。周囲が気づいたときには、かなり進行してしまっていることも多い。
血管性認知症	脳卒中や脳梗塞などの脳の血管障害によって起こる病気。	記憶力や判断力の障害は起こるが、脳の障害を受けた場所が人によって異なるため、個人差がある。発作を起こすたびに階段を降りるように進行する。
レビー小体型認知症	レビー小体と呼ばれる物質が脳の広範に出現し、脳が萎縮して生じる病気。	1日のうちで、記憶障害や判断力の障害が見られない時間帯と、混乱した時間帯がある。また、実際にはないものがはっきり見える幻視という症状や、「動きが遅い」、「転びやすい」などのパーキンソン症状が現れる。
前頭側頭型認知症	脳の前頭葉と側頭葉が萎縮して生じる病気。	人柄が変わってしまう「人格変化」、わが道を行く衝動的な行動をする「抑制の欠如」、毎日同じものを食べたり決まった時間に同じコースを散歩したりする「帯同行動」などが現れる。

　近年、正常と認知症の中間の状態である軽度認知障害（MCI: Mild Cognitive Impairment）にも注目が集まっています。これは、認知機能の低下の自覚があるものの日常生活に支障がない状態で、認知症に進行するものもありますが、適切な対応によって認知症の進行を遅らせることや認知機能を改善させることができる場合があります。

　認知症の診断には、改訂長谷川式簡易知能評価スケール（HDS-R）（表10-5）やMMSEなどの認知症のスクリーニング検査や神経心理学検査（ベントン視覚記銘検査など）の他に脳の画像診断（CTやMRIなど）と精神医学的診察などが必要です。

表10-5　HDS-R

（検査日：　　年　　月　　日）　　　　　　　　　　　　（検査日：　　　　　　）

氏名：		生年月日：　　年　　月　　日	年齢：　　歳
性別：男／女	教育年数（年数で記入）：　　年	検査場所	
DIAG：	（備考）		

1	お歳はいくつですか？（2年までの誤差は正解）		0　1
2	今日は何年の何月何日ですか？　何曜日ですか？ （年月日、曜日が正解でそれぞれ1点ずつ）	年 月 日 曜日	0　1 0　1 0　1 0　1
3	私たちがいまいるところはどこですか？（自発的にできれば2点、5秒おいて家ですか？　病院ですか？　施設ですか？　の中から正しい選択をすれば1点）		0　1　2
4	これからいう3つの言葉をいってみてください。あとでまた聞きますのでよく覚えておいてください。 （以下の系列のいずれか1つで、採用した系列に○をつけておく） 　1：a）桜　b）猫　c）電車 　2：a）梅　b）犬　c）自動車		0　1 0　1 0　1
5	100から7を順番に引いてください（100-7は？、それからまた7を引くと？　と質問する。最初の答えが不正解の場合、打ち切る）	（93） （86）	0　1 0　1
6	私がこれからいう数字を逆からいってください。（6-8-2、3-5-2-9を逆にいってもらう。3桁逆唱に失敗したら打ち切る）	2-8-6 9-2-5-3	0　1 0　1
7	先ほど覚えてもらった言葉をもう一度いってみてください。 （自発的に回答があれば各2点、もし回答がない場合以下のヒントを与え正解であれば1点）　a）植物　b）動物　c）乗り物		a：0　1　2 b：0　1　2 c：0　1　2
8	これから5つの品物を見せます。それを隠しますのでなにがあったかいってください。 （時計、鍵、タバコ、ペン、硬貨など必ず相互に無関係なもの）		0　1　2 3　4　5
9	知っている野菜の名前をできるだけ多くいってください。 （答えた野菜の名前を右欄に記入する。途中で詰まり、約10秒間待っても答えない場合にはそこで打ち切る）0～5＝0点、6＝1点、7＝2点、8＝3点、9＝4点、10＝5点		0　1　2 3　4　5
		合計得点：	

注：合計得点が20点未満の時には認知症の疑いあり

参考文献

American Psychiatric Association（2013）. *Diagnostic and Statistical Manual of Mental Disorders*（5th Edition）. Arlington, VA：American Psychiatric Publishing.
（アメリカ精神医学会／日本精神神経学会（監修）髙橋三郎（監訳）（2014）．DSM-5 精神疾患の診断・統計マニュアル　医学書院）

川瀬正裕・松本真理子（編）（1997）．新・自分さがしの心理学──自己理解ワークブック　ナカニシヤ出版

厚生労働省（2011）.知ることからはじめよう　みんななのメンタルヘルス　認知症
https://www.mhlw.go.jp/kokoro/know/disease_recog.html（2023 年 1 月 23 日）

Kretschmer, E.（1921）. *Körperbau und Charakter*. Springer.

内閣府（2017）.「平成 28 年度　高齢化の状況及び高齢社会対策の実施状況」平成 29 年版高齢社会白書（概要版）
https://www8.cao.go.jp/kourei/whitepaper/w-2017/html/gaiyou/s1_2_3.html（2023 年 7 月 4 日）

内閣府大臣官房政府広報室（2022）.あしたの暮らしをわかりやすく政府広報オンライン
https://www.gov-online.go.jp/useful/article/201308/1.html（2023 年 1 月 23 日）

二宮克美編（2016）．ベーシック心理学（第 2 版）　医歯薬出版

さいたま市（2022）.認知症の方とその介護者を支援する　認知症ガイドブック　さいたま市
https://www.city.saitama.jp/002/003/003/002/005/p041232_d/fil/dementia_guidebook.pdf（2023 年 1 月 24 日）

齋藤和樹（1998）．医療に役立つ心理テスト　藤田主一・園田雄次郎（編）医療と看護のための心理学　福村出版　105–116.

氏原寛・小川捷之・東山紘久・村瀬孝雄・山中康裕共編(1992)．心理臨床大事典　培風館

山村豊・髙橋一公編（2017）．心理学　医学書院

性格と知能のアセスメント

✚

第10章

演習授業用課題

◆性格を表現することばをできるだけたくさん集めてみましょう。

◆本章で紹介した性格検査についてもっと詳しく調べてみましょう。

◆認知症と物忘れとの違いを調べてみましょう。

◆友人同士で HDS-R（改訂長谷川式簡易知能評価スケール）を実施してみましょう。

推薦図書 📖

川瀬正裕・松本真理子編『新・自分さがしの心理学──自己理解ワークブック』（ナカニシヤ出版，1997）

　パーソナリティーについて、体験しながらわかりやすく学んでいくことができるワークブックです。

岡上多寿子『いっぱいごめん　いっぱいありがと──認知症者の母とともに』（木耳社，2006）

　認知症の実母の症状がわかりやすく具体的に描かれ、介護する娘の複雑な心境をやさしい絵と言葉で紡いだ事実に基づく絵本（詩画）です。認知症と家族介護の苦悩の現状を知る最初の本としてお薦めです。

知的障害をあわせ持つ患者さんの
生きにくさを理解し、ケアにいかす

鷹野朋実

　新人看護師の内藤さんが受け持った入院 7 年目、62 歳の男性患者（鷲尾さん、仮名）とのエピソードから、看護について考えてみましょう。

　鷲尾さんは信州で生育し、中学卒業後に東京で叔父が経営する町工場に就職、近所のアパートで一人暮らしをしていました。20 歳頃より、幻聴、独語が出現して精神科外来を受診、統合失調症と診断されました。その後は定期的に受診し、自己管理で内服をして安定した生活を送っていましたが、55 歳の時に服薬を中断して、アパートで夜中に奇声を上げる、掃除やゴミ捨てができずに異臭騒ぎを起こす、といった行動が出現し、精神科病院に入院することになりました。入院後、看護師を怒鳴りつける、イライラして壁を蹴る、といった姿が時々見られ、看護師たちからは「鷲尾さんは易怒性、衝動性があり、安定していない患者」と評されていました。既に両親は亡くなっており、都内在住の叔父（85 歳）は老人ホームに入居し、退院の目途はたっていませんでした。

　鷲尾さんの受け持ちとなった看護師の内藤さんは、日常生活動作（ADL）は自立しているので一人暮らしが可能ではないかと考え、「退院して、アパートで暮らしませんか？」と提案してみました。すると、鷲尾さんは「そうする」と即答し、まずは服薬指導教室に参加することになりました。そのプログラムは、パンフレットを用いた医師の講義の後、患者数名でディスカッションをするというものでした。当日、参加した鷲尾さんは、講義に関心がない様子で、ディスカッション開始前に「帰る」と退席してしまいました。そのため、退院への意欲が欠如していると見なされ、鷲尾さんへの退院支援はひとまず保留となりました。内藤さんが対応策について悩み始めたころ、知能検査で鷲尾さんの IQ が 67 であることが判明しました。

知的障害は、知能指数（IQ）を基準として、軽度（IQ50～69）、中等度（35～49）、重度（20～34）、最重度（20未満）と分類することが多く、IQ 67は軽度の知的障害にあたります。数値のみで障害が決められるわけではありませんが、IQの数値は、適切な支援を行う上で有効に活用できるという利点もあります。内藤さんは、この視点から、鷲尾さんのこれまでの経緯を振り返ってみました。

　軽度の知的障害では、ADLは自立していてほとんど問題がないことが多く、高度な技術や能力を必要としなければ、様々な仕事に就くことも可能です。鷲尾さんもその点ではあまり問題はなかったようです。苦手とされるのは、ことばや抽象的概念の理解で、成人でも9～12歳程度の学習内容しか理解できないことが多いとされています。鷲尾さんは「勉強はずっと苦手。中学校の勉強は全然わからなくて、友達から馬鹿にされた」と言い、中学2年生からは不登校だったようです。服薬指導教室への参加についても、「パンフレットの漢字は難しくて読めなかった。先生の話もわからない言葉が多くて、本当に困った」と打ち明けてくれました。知的障害により、ことばや抽象的な概念が理解できないことがストレスとなり、情緒不安定や反抗的言動、時には問題行動に至ることがあります。服薬指導教室の途中退席の理由は、「何もわからないのに座っているのが、馬鹿らしくなったんだ」というものでした。

　知的障害では、障害そのものよりも、環境との不適応から引き起こされる生きにくさが問題になることが多いと言われています。鷲尾さんが入院した時期は、鷲尾さんの叔母（叔父の妻）が、急性心不全で急死した直後でした。叔母は鷲尾さんの心の支えであり、料理や掃除を手伝ってくれる存在でもあったそうです。叔母を失った悲しみや情緒的混乱が、服薬中断、精神症状の悪化をまねいたのかもしれません。

　内藤さんは、鷲尾さんは人知れず苦しみ、悩みながら頑張ってきたのだ、と思いました。そして、「退院支援も大切だが、まずは鷲尾さんの思いや生きにくさに関心をよせ、関わっていこう」と決意しました。

第 11 章

ストレスと心の健康

竹橋洋毅・島井哲志

　インターネットで調べ物をしていたら、「看護師の本音アンケート」*という調査データを見つけた。それによると、看護師のストレスの原因1位は「同僚・上司との人間関係」（23％）とあった。そこに、「仕事の責任が大きいこと」（21％）、「仕事の量が多いこと」（12％）が続く。患者さんの健康を気遣うことはもちろん大切だけど、そのためには自分の心も健康でなくてはいけない。ストレスから自分や患者さんを守るために、私たちにできることは何だろうか。

*「看護 roo！」（2017 年 7 月 26 日）Web サイト記事

私たちはストレスという言葉を日常的に耳にします。「仕事がストレスだ」や「人間関係にストレスを感じている」などです。このように、ストレスという言葉は何か嫌な事や心配事があり、心身がいつも通りでなく不調になるという意味で使われます。心理学ではもう少し細かく2つの側面からストレスを捉えます。

　本章では緊張、不安、心配などのストレスの問題に焦点を当て、ストレスが生じる仕組みと対処方法を理解します。ストレス研究は、①生理学的な仕組み、②心理学的ストレス理論、③効果的な対処方法の理解、という流れで発展してきました。本章でもこの流れにそって説明し、最後にストレスへの社会的取り組みについて紹介します。

1. ストレスとは何か

A. ストレスという用語

　嫌な事や心配事のように、心身の不調のもとになる外部からの刺激や出来事を**ストレッサ**と呼びます。そして、緊張や不安、心拍の増加や腹痛などのように、ストレッサによって生じる心身の反応を**ストレス反応**と呼びます。外部からの圧力であるストレッサとそれを受け止めた結果であるストレス反応を分けて考えることは、ストレスの本質を捉え、問題にうまく対応する上で重要です。

B. 適応反応としてのストレス

　ストレスについて私たちがもつイメージは、心身の不快な状態で、悪いものです。このような素朴なイメージとは異なり、ストレ

ス反応は、外界に対応する仕組みであることが1900年代から指摘されています。ストレス反応の仕組みを初めて明らかにしたキャノン（Cannon, W. B.）は、動物が生命の危機に出会った場面での反応に注目しました。危機に出会った場合には、闘うか逃げるかを状況から判断し、素早く行動を開始することが求められます。この状況に対応するため、自律神経が興奮し、身体に様々な変化が生じます。例えば、呼吸や心拍が速くなったり、足の裏に汗をかきやすくなったり、消化活動が抑制されたりするなどです。キャノンはこれらを**緊急反応**と呼び、生体は危機を乗り切る仕組みをもつことを明らかにしました。

　その後、「ストレス」という用語を用いて、生体に生じる生理学的な変化を捉えようと試みたのがセリエ（Selye, H.）です。セリエは1930年代に、伝染病になった人の初期症状と毒物（ホルマリン）を注入された動物の生理反応が共通していることに気づきました。つまり、①副腎皮質の増大、②胸腺・リンパ節などの免疫系の縮小、③胃の出血やかいよう、が共通点でした。病原菌と毒物という異なる有害因子が同じ症状を引き起こしたことから、セリエはこの症状が様々な有害環境に対抗するための適応反応ではないかと推測しました。その後、寒冷、高温、振動、過剰な運動負荷を与えた場合にも同じ症状が得られ、セリエの推測が裏付けられました。どんなストレッサにもみられる症状であったため、セリエはこの症状を**汎適応症候群**と名づけました（汎は「対象を限らない」という意味です）。

　汎適応症候群は3つの時期に分けられます（図11-1）。第1は警告反応期で、これはさらに二相に分かれ、まず、ストレッサに出会った直後は体温・血圧・血糖値の低下、白血球・リンパ球の減少、筋緊張の低下のように抵抗力の一時的な低下が生じます（ショック相）。その後、体内での対応準備が整うと、抵抗力が高まります（反ショック相）。第2は抵抗期であり、この初期対応でストレッサを無害化できなかった場合には、抵抗力が高まった状態が維持され、心身の不調が表に出ることはありません。抵抗期は、ストレッサに対抗する力を得るために、通常の生命活動を犠牲にします。

第3は疲憊期で、ストレッサとの戦いが長引くと、やがては生体
機能が破綻し、抵抗力が大きく低下します。抵抗力が低下した状況
では、病気や死亡のリスクが高まるとされます。

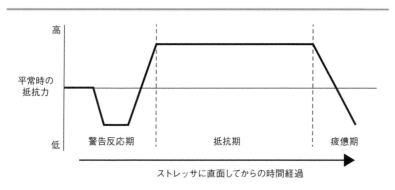

図11-1　汎適応症候群のプロセス（Selye, 1956 に基づき作成）

C. ストレス反応を支える生理学的な仕組み

　ストレッサへの抵抗力は、どのような生理学的な仕組みによって
支えられているのでしょうか。外界からの刺激は視床を介して大脳
皮質に届けられ、扁桃体や海馬にある感情記憶と照合されること
で、ストレッサとしての評価が行われると考えられています。スト
レッサに暴露されると、内分泌系、免疫系、自律神経系の中枢があ
る視床下部に信号が送られて、生体機能の変化が促されます。

　まず、視床下部 – 脳下垂体 – 副腎皮質（Hypothalamus-Pituitary-
Adrenal cortex の頭文字から **HPA 軸**とも呼ばれます）を介してコルチ
ゾールが分泌されることで、血糖値が上昇するとともに、免疫機能
が抑制されます。また、**自律神経系**では交感神経系が活性化し、そ
の神経終末からノルアドレナリン、副腎髄質からアドレナリンが血
中に放出されることで、心拍数増加や大血管の拡張、皮膚や内臓の
末梢血管縮小、血小板凝集能の高まりなどの闘争・逃走のための準
備状態が引き起こされます。このような生体機能の変化は緊急時を

乗り切る上では効果的に働きますが、長期にわたる場合には心身の健康へのリスクとなります。ストレス関連の疾患としては、胃・十二指腸のかいよう、過敏性腸症候群、気管支喘息、偏頭痛、神経症、不眠症、自律神経失調症などがあります。

　ところで、最近では「ストレスが人を社交的にする」ことが注目されています。ストレッサが知覚されると、脳下垂体から**オキシトシン**が放出されます。オキシトシンには社会的本能を調整する働きがあり、他者との結びつきを強めるように促し、他者との交流やふれあいによってさらに増強されます。オキシトシンはストレスによる心血管系への悪影響を緩和する効果があることも指摘されています。このように、ストレッサがもたらす生体機能の変化は、戦うか逃げるかだけでなく、人々をより社会的にするという側面もあるのです（マクゴニガル，2015）。

2. 心理学的ストレスの理論

A. ライフイベントとデイリーハッスル

　これまでストレスについて生理学的な観点からみてきましたが、その後、心理学的な観点からの研究が盛んになってきました。すなわち、人が日常生活で直面する出来事の中でどのようなものがストレッサとなるのかについての研究です。1960 年代に、ホームズ（Holmes, T. H.）らは生活上の変化をもたらす**ライフイベント**をストレッサとして捉え、その変化に対応するためにどれほど努力を要するかを調査し、「生活変化の大きさ」を点数化し、合計点を求める**社会再適応評価尺度**を作成しました（表11-1）。

　興味深い点としては、ライフイベントには結婚などのポジティブなものも含まれていることです。ホームズらは生活変化をもたらし、慣れるための努力を要する出来事が健康上のリスク要因になり

うると想定しました。ホームズらが過去10年間の体験と疾病の関係について調査したところ、社会再適応評価尺度の値が300点以上の人の79％、200〜299点の人の51％、150〜199点の人の37％が何らかの疾患を発症していたことが明らかにされています。

表11-1　ライフイベントによる生活変化の大きさ（Holmes & Rahe, 1967）

順位	出来事	生活変化	順位	出来事	生活変化
1	配偶者の死	100	23	子どもが家を離れる	29
2	離婚	73	24	配偶者の親族とのトラブル	29
3	夫婦の別居	65	25	個人的な輝かしい業績	28
4	刑務所などでの拘留	63	26	妻の就職・離職	26
5	家族の死	63	27	入学・卒業	26
6	自分の怪我や病気	53	28	生活環境の変化	25
7	結婚	50	29	生活習慣の見直し	24
8	仕事の解雇	47	30	上司とのトラブル	23
9	夫婦の調停・和解	45	31	勤務時間・条件の変化	20
10	退職	45	32	転居	20
11	家族の健康上の変化	44	33	転校	20
12	妊娠	40	34	余暇活動の変化	19
13	性生活上の問題	39	35	教会活動の変化	19
14	家族の増加	39	36	社会的活動の変化	18
15	仕事上での再適応	39	37	1万ドル以下の借金	17
16	経済状態の大きな変化	38	38	睡眠週間の変化	16
17	親しい友人の死	37	39	食習慣の変化	15
18	転職	36	40	家族団らんの頻度の変化	15
19	夫婦の口論回数の変化	35	41	休暇	13
20	1万ドル以上の借金	31	42	クリスマス	12
21	担保や貸付金の損失	30	43	ささいな法律違反	11
22	仕事上の責任の変化	29			

＊合計点＝社会再適応評価尺度の値

　大きなライフイベントの他にも、私たちは日常の中でささいかもしれませんが、悩みや心配のもととなる出来事を経験します。これらは「日常的ないざこざ」を意味する**デイリーハッスル**と呼ばれます。例えば、仕事の難しさ、人間関係のもめごと、劣悪な生活環境などです。みなさん自身の経験を振り返っていただくと実感があるかもしれませんが、私たちを悩ませ、心身の負担となっていることの多くはデイリーハッスルかもしれません。実際に、デイリーハッスルが心身の健康と深く関連するという知見もあります。健康的な生活を送る上では、日々のストレッサにうまく対応することが重要

であるといえます。

B. ストレスの感じ方の個人差

　ストレッサが多いほど心身に悪影響が生じやすい傾向があること
はこれまでみてきた通りですが、個人に目を向けると、そうとはい
えないことがあります。同じストレッサに直面しても、強いストレ
ス反応を示す人もいれば、ほとんどストレス反応を示さずに問題を
解決してしまう人もいます。ストレッサによる傷つきやすさには個
人差があるのです。この個人差はどうして生まれるのでしょうか。

　ラザルス（Lazarus, R. S.）とフォークマン（Folkman, S.）は、スト
レッサの脅威度とその対処について本人がどう考えるかという認知
的評価がストレス反応の大きさに影響するという、**ストレス評価−
対処モデル**を提案しました（図11-2）。例えば、何か業務が与えら
れた時、それが失敗できない重要なもので、うまく対処することが
難しいと考えた場合には、不安や心配が大きくなりそうです。一方
で、ささいな業務だったり、簡単に対処できる業務だったりする場
合には、特に動揺なく対処できます。ラザルスらは、客観的な事実
がどうであるかではなく、本人が事態をどのように捉えるかという
主観的評価の重要性を強調しています。

　ラザルスらのモデルでは、まず、自分が直面した状況が「自分に
とってストレスになるかどうか」が評価されるとしています。これ
を**一次評価**といい、「**無関係**」、「**無害−肯定的**」、「**ストレスフル**」の
3種類があります。

(1) **無関係**…状況が本人にとって何の意味ももたない時にされるも
　　ので、興味をひかないということです。

(2) **無害−肯定的**…状況が本人にとって好ましい結果をもたらし
　　うる時になされるもので、喜びや幸福、陽気などのポジティブ
　　な感情を経験します。

(3) **ストレスフル**…状況が本人にとって大切なものを脅かす時にな
　　され、さらに**損害**（既に被害があった場合）、**脅威**と**挑戦**（これか
　　ら問題が生じそうな場合）に分かれます。脅威では害の可能性に

焦点があたり、恐怖や不安、怒りなどを感じます。挑戦では利益や成長の可能性に焦点があたり、熱意、興奮、陽気などを感じます。状況を「挑戦」として捉えた場合には、「脅威」として捉えた場合よりも、意欲が高く、健康的である可能性が示唆されています。脅威と挑戦は同時に経験することもあります。

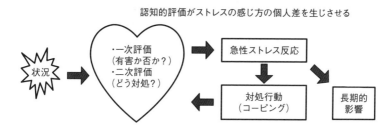

認知的評価がストレスの感じ方の個人差を生じさせる

図 11-2　ラザルスらの心理学的ストレスモデル（Lazarus & Folkman, 1984 に基づき作成）

　一次評価において「ストレスフル」であると判断された場合には、その状況に対処したり、切り抜けたりするために思考をめぐらす必要が出てきます。この対処方法に関する思考は**二次評価**と呼ばれます。二次評価では、個人の対処資源、過去の経験による学習内容、性格などに基づき、「行動する必要はあるのか」、「いつ行動すべきか」、「何をすべきか」、「どんな方法がうまくいきそうか」、「その方法をとった場合、どんな結果になりそうか」などが判断されます。ラザルスは、個人のおかれた状況に応じて、対処方法を柔軟に変化させることが、適応にとって重要だと述べています。
　状況についての認知的評価（例：上司が注意してきて、腹立たしい）は一度なされたら、ずっと変わらないわけではありません。新しい情報を得たり（例：上司があなたの成長を期待していることを知る）、新しい視点に気づいたり（例：注意の内容が業務改善のヒントであることに気づいた）、周りからの反応があったり（例：上司から謝罪があった）、時間経過とともに冷静になったりする（例：一晩寝たら、

些細ないことだと思い直した）ことで、状況についての評価（例：腹を立てるほどのことではなかった）は変化することがあります。これを**再評価**といいます。再評価は、状況に的確に対応する上で役立つだけでなく、ポジティブな側面に気づくことによって問題解決への意欲やウェルビーイングが向上する点でも重要です。

3. ストレスへの効果的な対処方法

A. 2つのコーピング

　ストレスを乗りきる上ではその状況にあった対処が大切です。ストレス状況に対処するための認知的・行動的な努力を、コーピングといいます。ラザルスとフォークマン（1984）は何に焦点を当てているのかによって、コーピングを2種類に分類しました。1つは**問題焦点型コーピング**で、ストレスフルな状況そのものを解決しようとする具体的な努力です。例えば、問題を整理する、情報収集を行う、解決策を考える、解決策を実行するなどです。もう1つは**情動焦点型コーピング**で、直面する問題の直接的な解決ではなく、ストレスフルな状況により生じた感情の調整を目的としたものです。例えば、問題から逃避する、気分転換する、問題について考えないようにする（回避的思考）、状況を再評価するなどです。

　2つのコーピングは互いに影響し合うことがあります。例えば、不安を感じやすい人が深呼吸をして気分を落ち着かせること（情動焦点型コーピング）によって、課題に対して落ち着いて取り組むこと（問題焦点型コーピング）ができるようになる場合があります。逆に、国家試験のことが怖くて、そのことを考えないようにしたり、ゲームなどで現実逃避をしたりすること（情動焦点型コーピング）が続くと、勉強の計画や実行（問題焦点型コーピング）を遠ざけてしまうことになります。

一般に、問題焦点型コーピングは適応的であるのに対し、逃避や回避的思考などの情動焦点型コーピングを多く用いることは不適応につながるといわれています。問題が解決可能なものであるなら、気分転換などで気持ちを落ち着けながら、本質的な問題解決策をとることが役立ちます。

B. 意味を見出す

ストレス状況に立ち向かう上では、「そのことにどんな意義があるのか」という「**意味**（meaning）」を見出せるかどうかが鍵になることが様々な研究によって示されています。例えば、上司として会社の利益について責任を負うことは確かに大きなストレスになりますが、何枚あるかわからないメモをページ順に並べ直すという部下の作業の方がずっと大きなストレスになりえます。つまり、簡単でも無意味なことだと思えばストレス反応が大きくなりますし、大変なことでも意味があることだと思えればストレス反応は大きくなく、前向きに取り組む意欲がわいてくるものなのです。

最近になって、フォークマンは心臓発作、がんやAIDSへの罹患、近親者との死別などの重大で対処困難なストレス状況におかれた人々がその経験に「利得の発見」を行うことを明らかにしています。例えば、困難な状況を経験することで、生命の大切さを実感した、人生の目的を見直した、親しい人へ感謝した、成長の糧となったなどです。利得を発見できた人々はポジティブな感情を経験しやすくなり、ストレス反応の低下、免疫力の向上、生存期間の延長がみられることが報告されています。困難の中にポジティブな意味を見出すことは生死にまで影響しうるのです。

私たちは様々なストレッサに直面しますが、健康状態を良好に保つ上ではストレスの性質の捉え方である**ストレスマインドセット**の重要性が近年明らかにされつつあります。ケラー（Keller, A.）らはストレスが有害だと思う人々ではストレスが多いほど死亡率が高かったのに対して、ストレスが無害だと思う人々ではストレスが多くても死亡率は低いことを報告しています。クラムら（Crum et al.,

2013) はストレスマインドセットを測る尺度を作成し、「ストレスは活力、成長、成果などによい影響を及ぼす」というストレス有益説を信じる人ほど、健康状態が良好であることを示しました。著者らが中心となって日本語版尺度を開発しましたが、ストレス有益説を信じることによる健康へのよい効果は日本の就労者、子育て中の母親、大学生においても確認されています。

C. 資源をたくわえる

　ストレスをうまく乗りきり健康な生活を送る上では、コーピングや意味だけでなく、「**資源**（resource）」も重要です。例えば、大変な仕事を引き受けることになった時に、自分の能力に自信があったり、助言や手助けをしてくれる人がいたり、十分なお金があって家事代行サービスを利用できたりするなら、ストレス反応はそれほど大きくならず、仕事に前向きに取り組めそうです。逆に、自信も助けてくれる人も十分なお金もないなら、その仕事にうまく対処できるかが不安で、ストレス反応が大きくなるかもしれません。このように、ストレッサが同じでも、対処のための資源を豊富にもっていれば、ストレス反応を小さくできます。資源には、自尊心、親密な関係、健康などの「それ自体に価値があるもの」や、金銭、信用、ソーシャルサポートなどの「価値あるものを得るための手段となるもの」があります。

　ホブフォール（Hobfoll, S. E.）は 1989 年に、ストレスを「資源の増減」の観点から捉える**資源保護理論**を提案しています。この理論では、ストレスは資源の少なさや損失によって引き起こされるとしています。例えば、もともと病弱な人や急病にかかった人は、仕事の負担が重くのしかかります。ただし、金銭的な余裕や周りからの助けなどの資源があれば、健康という資源を失いにくくなります。公共サービスや相談機関も社会的な資源の1つです。失業し、家族もなく、弱りきった人でもこれらのサービスや機関を知ったり、実際に利用したりできれば、希望をもち安心して生活を送りやすくなると考えられます。

資源に注目するアプローチは、ストレスフルな状況に個人がどのように立ち向かうかというミクロな視点ではなく、ストレスの悪影響を予防するために、個人や社会がどのような備えができるかというマクロな視点を提供します。いざという時に心身を守ることができるように普段から周りとつながることは重要ですし、患者さんに安心感をもってもらう上では、助けとなる制度や機関についての情報提供も重要かもしれません。

4. ストレスへの社会的な取り組み

　これまでみてきたように、個人にどれほどのストレス反応が生じるかを捉える上では、「本人からみた評価」を調べることが大切です。最後に、この発想に基づいた社会的な取り組みについて紹介します。

A. 職場でのストレスを測る

　わが国では就労による精神障害の件数が増加傾向にあり、過労死のニュースを目にすることがあります。このため、2014年6月の改正労働安全衛生法により、50人以上の事業場における**ストレスチェック**が義務化され、2015年12月から施行されました。ストレスチェックの企画・立案、実施、高ストレス者の判定を行う人を実施者と呼びますが、実施者となれるのは医師、保健師、看護師、精神保健福祉士、公認心理師などです。わが国には膨大な事業場があり、手厚い指導をする上では多くの実施者が必要とされています。

　ストレスチェックは、3つの観点から評価を行います。1つ目は仕事のストレッサの観点で、仕事の負担、対人関係や環境のストレス、仕事のコントロール度や適性、働きがいなどを測定します。2つ目はストレス反応で、活気、イライラ感、疲労度、不安感、抑うつ感、身体愁訴を測定します。3つ目は緩和要因で、上司、同僚、

家族・友人からのサポート、仕事や家族に対する満足度を測定します。ストレスチェックは就労者の慢性的なストレスを評価し、健康悪化の手がかりを提供するものであり、効果的な活用が求められます。

B. 災害、事件、事故で傷ついた人を探す

災害や事故で、怖い思いをしたり、大切な人や物を失ったりすると、時間がたっても強い恐怖を感じることがあります。これを心的外傷後ストレス障害（Post Traumatic Stress Disorder: PTSD）といいます。PTSDは健康的な生活を阻害する重大な要因であり、専門家による手厚い対応が必要です。

PTSDのリスクの高い人を見つけ出す簡易調査（**スクリーニング**）があります。**改訂出来事インパクト尺度**（飛鳥井, 1999）では、①侵入症状（その出来事が頭から離れない）、②回避症状（その出来事を避けてしまう）、③過覚醒症状（神経が過敏になっている）の3側面を測定します。そして、基準点を超えると高リスクとするカットオフポイントが設定されています。

なお、困難な経験のあとで、人間として成長を遂げることがあります。これを**心的外傷後成長**（Post Traumatic Growth: PTG）といいます。実はPTGは特別なことではなく、多くの人に生じるとされます。

C. ストレスマネジメントの知識とスキルを学ぶ

ここまで説明したように、ストレスは外界への適応的な反応の一環であり、ストレスには効果的な対処方法があります。この知識やスキルを身につけることで、人々は自分のストレスにうまく対応できるようになります。これをストレスマネジメント教育といいます。ストレスマネジメント教育は、看護師・医療職のメンタルヘルスを良好に保つ上でも、支援対象となる人々を適切にサポートする上でも、役立ちます。

ストレスマネジメントでは、コーピングという個の視点だけでなく、周りとのつながりといったコミュニティの視点も重要です。個人へのアプローチが達成できることには限界があります。特に、災

害や事件に巻き込まれた人々を支援する時にはそうです。そのような困難な状況では、家族や周囲の人々、社会政策による支援がウェルビーイングを守る上で効果を発揮します。また、ふだん意識されませんが、人を助けることは人生の意味や生きがいとなり、支援者のウェルビーイングも高めます。医療職もこれらを学ぶことで、相互に助け合うことに前向きになり、様々なストレスにうまく対処できるようになるでしょう。

5. まとめ

ストレス反応は環境に適応するための仕組みです。ストレスがどれほど悪影響をもたらすかは、周りではなく、本人が状況をどう捉えているかによって左右されます。患者さんの健康を守る上では、患者さんの気持ちによりそうことが大切であると考えられます。

参考文献

飛鳥井望(1999). 臨床疾患の臨床評価——不安障害 外傷後ストレス障害(PTSD) 臨床精神医学 増刊号, 171-177.

Crum, A. J., Salovey, P., & Achor, S.(2013). Rethinking stress：The role of mindsets in determining the stress response. *Journal of Personality and Social Psychology*, **104**, 716-733.

Hobfoll, S. E.(1989). Conservation of resources：A new attempt at conceptualizing stress. *American Psychologist*, **44**, 513-524.

Holmes, T. H., & Rahe, R. H. (1967). The social readjustment rating scale. *Journal of Psychosomatic Research*, **11 (2)**, 213-218.

Lazarus, R. S., & Folkman, S.(1984). *Stress, appraisal, and coping*. New York：Springer.

McGonigal, K.(2015). *The upside of stress*. Avery.
（マクゴニガル, K. 神崎朗子（訳）(2015). スタンフォードのストレスを力に変える教科書 大和書房）

Selye, H. (1956). *The stress of life*. McGraw-Hill.

演習授業用課題

◆看護師として働く上で、どんなことがストレッサとなるでしょうか。問題焦点型と情動焦点型の対処を考えましょう。

◆ストレスをうまく乗りきるための「資源」には何があるでしょうか。資源を増やすためにできることも考えましょう。

推薦図書 📖

小杉正太郎編『ストレス心理学』（川島書店，2002）

　ストレスについての研究がどのように進展してきたのかについて理解を深める上で役立つ良書です。ラザルスとフォークマンの心理的ストレスモデル、社会的スキルやソーシャルサポート、心理学的ストレスの測定法、青年期や老年期のストレスの特徴などの幅広いテーマが取り上げられており、エビデンスに基づいた専門的な説明がなされています。

マクゴニガル，K.／神崎朗子（訳）『スタンフォードのストレスを力に変える教科書』
（大和書房，2015）

　近年、注目されているストレスの捉え方であるストレスマインドセットについて解説したものです。本人の信じている信念や世界観が健康や生死にまで影響を及ぼすという最新の知見が紹介されていて、興味深いです。マインドセットはあくまで考え方ですので、知識を得ることで変えることができます。ストレスのもつよい側面に気づき、前向きに生きる上でのヒントになるかもしれません。

島津明人・種市康太郎編『産業保健スタッフのためのセルフケア支援マニュアル』
（誠信書房，2016）

　2014年6月に義務化されたストレスチェック制度に関する本です。内容としては、本制度の概要、ストレスチェックの調査項目と結果の読み取り方、産業保健スタッフとしての面接・相談対応の進め方がまとめられています。ケースや支援方法（例：認知再構成法）にも触れられていて、本制度に関わる人にとって参考になりそうです。

看護学生のための
ストレスマネジメント

水田真由美

看護師はストレスの多い職種であることがよく知られています。特に新卒看護職員の早期離職が問題視され、離職の原因として精神的健康上の理由や職場不適応の増加があり、すなわちストレス反応が考えられます。2010年から新卒看護職員への卒後臨床研修が努力義務化され、各施設は新卒看護職員のストレスマネジメントにも取り組んでいます。その甲斐あって、1割以上あった新卒看護職員の離職率は、2011年度に7.5％まで改善され、以降は横ばいになったものの、2021年度は新型コロナウイルス感染症の影響を受け、10.3％に上りました（日本看護協会，2023）。たとえ離職率が減ってもストレスは存在します。そのため、学生時代から自己のストレスを知り、ストレスをマネジメントできるようにすることが大切です。

ストレスと上手に付き合う

看護学生は学業のプレッシャーや実習のストレスがあり、看護学生へのストレスマネジメント介入の報告も多く認められます（小林ら，2011）。ストレスマネジメントでは、すべてのストレスをなくすのではなく、ストレスと上手に付き合うことが大切です。「人生苦あれば楽あり」と言われるように、苦痛なストレッサ（ストレスの原因）があっても、努力して克服すれば、それが自信や充実感につながります。ストレスが多すぎては疲憊してしまいますが、適度なストレスは自身の成長を助けてくれます。

では、どのようにストレスマネジメントを行えば良いのでしょう。ストレスマネジメントは、まずストレスの原因を知ることから始まります。ストレッサがわかれば、問題を取り除くこと、あるいは避けることができます。また、避けられない場合には適切に対処することでストレス反応が強くならないようにすることができま

す。看護学生にとって試験や実習といったストレッサは避けること
ができません。試験や実習前に不安や緊張があれば、それを乗り越
える（問題解決の）ために学習をし、試験や実習に臨みます。また、
緊張が強ければリラックスする方法を身につけておくことで、緊張
を和らげることができます。イライラしやすい人はストレスを溜め
こまないように運動をしたり、人に話したりしてストレスを発散す
ることができます。いろいろなストレス対処法を身につけておくこ
とで、ストレス対処の自信につながります。ストレス対処への自
信、すなわちストレスマネジメント自己効力感が高いとストレス反
応は弱くなります。

　自己効力感が低いと上手くストレス対処ができず、その結果、ス
トレス反応が高くなることが考えられます。自己効力感とは、バン
デューラ（Bandura, A.）によって提唱された概念ですが、人が特定の
行動をどれくらいできると思っているかを示すもので、すなわち、
それが実行できるという自信のようなものです。

　また、ストレス対処には相談相手をたくさん持つことも大切で
す。情緒的支援が得られるソーシャルサポートを多く持つことで、
ストレス反応が弱くなります。

　学生の内からストレスマネジメントを身につけておけば、将来、
自身のストレスのマネジメントもでき、さらには患者さんや地域で
の健康教育にも応用していけますので、ストレスマネジメントを学
ぶことは有意義です。

【参考文献】
Bandura, A. (1995). *Self-efficacy in changing societies*. Cambridge University Press.
　　（バンデューラ，A. 本明寛・野口京子（監訳）(1997). 激動社会の中の自己効力
　　金子書房）
小林秋恵・平木民子・堀美紀子・國方弘子・中添和代 (2011). 看護学生のストレスマ
　　ネジメント介入に関する文献レビュー　香川県立保健医療大学雑誌, **2**, 7-14.
日本看護協会 (2023).「2022年　病院看護実態調査」結果　ニュースリリース2023
　　年3月31日.

第12章

カウンセリングと
心理療法

羽鳥健司

　実習先の病院で、いつも一人でいる入院患者さんを見かける。食堂や中庭で、静かに本を読んでいる。天気の話をしたり、本の話をしたりしている先輩看護師が横にいる時もある。病気で不安な気持ちをかかえている患者さんの心を少しでもほぐしてあげることができたら……。カウンセリングの手法は看護師にこそ必要なものなのかもしれない。

いつも一人でいる入院患者さんがいたとしたら、あなたは
その人の心理状態をどう評価しますか？　少なくともその人
は、「その時点での人生を楽しんでおり、何のサポートも必
要としていない」という状態とはほぼ正反対の心理状態にい
ることは直感的に理解できます。では、どのように心のサ
ポートをしたら良いのでしょうか。

　看護師に限らず、医療者にとって病める人に寄り添う姿勢
は、最も基本的かつ必要不可欠なことの1つです。適切な心
のサポートを行うと、患者さんは積極的に治療に取り組むよ
うになり、それによって間接的な治療効果が期待できるだけ
でなく、効果的な対処法等を学ぶことで、がんをはじめとす
る様々な疾患への罹患や進行を防ぐ効果までもがあること
が示されています（島井・長田・小玉，2009）。本章では代表
的なカウンセリングや心理療法として、1.　精神分析的心理
療法、2.　認知行動的カウンセリング、3.　人間中心主義的カ
ウンセリングについて取り上げます。

1. 精神分析的心理療法

A. 精神分析的心理療法とは

　精神分析的心理療法は、現在様々な学派に分かれており、それぞ
れが多様な精神障害で苦しむ患者さんや、その他の心の悩みの解決
に重要な役割を担っています。現在でも発展し続けている精神分析
的心理療法ですが、その大元は19世紀末に確立されたフロイト
（Freud, S.）の精神分析（精神力動理論）に行きつきます。**精神分析**は、
現在でも実践されている精神分析的心理療法以外のカウンセリング

や心理療法を含めて、最も長い歴史を持つ心理学的援助法の１つです。以下では、様々な精神分析的心理療法に共通する理論的概念や、看護の実践と関連の深い概念について概説します。

Ｂ．心の構造論

精神分析的心理療法では、心を**意識**、**前意識**、**無意識**の三層構造で成り立っていると捉えます。意識は普段私たちが自覚している自分、前意識は普段自覚することはないですが、何かの拍子にかろうじて自覚することができる自分、無意識は普段生活しているだけでは決して自覚することのできない自分を表します。それぞれの層に対応する「自分の機能」が**自我**、**超自我**、**イド（エス）**です。超自我は、主に養育者から教えられた社会的ルールや道徳規範であり、「〜するべき」といった理想の追求や「〜してはいけない」といった禁止の機能を果たします。イドは超自我の逆で、「〜したい」といった欲求充足を求める本能的なエネルギー（**リビドー**）に従う機能を果たします。そして、超自我やイドの要求を調整し、現実に適応できるよう最終的なバランスを取る役割を果たすのが自我です。

Ｃ．発達論的パーソナリティー理論と防衛機制

精神分析では、リビドーは出生直後から存在し、加齢と共にその対象部位が変化すると理解します。また、リビドーの充足のされ方による性格分類を**発達論的パーソナリティー理論**と呼びます。防衛機制とは、自己が傷つかないように自我が無意識的に行う防衛のことです。防衛機制は弱すぎても強すぎても偏ったパーソナリティーを形成してしまいます。

（1）口唇期

０歳から１歳半頃までのリビドーの対象部位は唇とその周辺です。これは、赤ちゃんが母乳をもらう行動が唇での快感を満たすためであると理解できます。口唇性格の人がよく使う防衛機制には、否認、投影、体内化があります。

（2）肛門期

1歳半から3歳頃までのリビドーの対象部位は肛門です。トイレット・トレーニングの時期とも重なり、大便排出のコントロールと理解できます。**肛門期**では自律性の獲得が課題となり、生理的・心理的自律から転じて、社会のルールが意識されます。肛門性格の人がよく使う防衛機制には、反動形成、（願望の）打ち消し、知性化があります。

（3）男根期

3歳から6歳頃までのリビドーの対象部位は生殖器です。フロイトによると、この時期から異性に対する関心が高まり、同性の親に対する**エディプス葛藤**（男児）や**エレクトラ葛藤**（女児）が起こるとされます。自分の思い通りにコントロールしたい気持ちと、そうはいかない現実との間で葛藤が起こります。男根期の課題は自発性の獲得です。男根性格でよく使われる防衛機制には、退行、抑圧、合理化、（欲求の）置き換えや昇華などがあります。

（4）潜伏期と性器期

6歳から12歳頃までを**潜伏期**と呼びます。潜伏期ではリビドーが皮膚感覚で充足され、一時的に性的願望が影を潜める時期とされています。潜伏期の課題は勤勉性の獲得です。また、12歳以降は**性器期**と呼ばれます。性的願望は統一されすべての部位に向かい、生殖器に供給されると理解されます。思春期となる性器期の課題は自我同一性の獲得です。

D. 転移と逆転移

精神分析的心理療法で言う**転移**とは、患者の人生早期の重要な人物との関わりを医療者との間で再現することを意味します。中でも、転移に関して看護の現場で最も注意が必要であり、かつ頻繁に起こり得る現象を説明する概念として、**陽性転移**があります。陽性転移とは、治療関係開始後の初期に起こる、患者が医療者に対して抱く陽性感情に基づく関係のことです。典型的には疑似的な恋愛感情であり、特に医療者と性別の異なる若い患者が抱くことが多いで

すが、必ずしも若い異性であるとは限りません。陽性転移が起こると、患者は協力的になるため医療者の介入効果が強く表れるようになります。しかし、これは真の介入効果ではなく、見かけ上の疑似的な変化にすぎません。それどころか、陽性転移は通常初期にしか起こらないため、消失後に様々な問題が生じることがあります。したがって、陽性転移を起こしている患者に対して、その雰囲気に乗せられて必要以上に情緒的な距離を縮めたり、エビデンスのない希望的観測に基づく医療効果を伝えたりすることは、後々大きなトラブルを招くことがあるので注意が必要です。

　患者が医療者に向ける感情に伴う関係を**転移**と呼ぶのに対して、医療者が患者に向けて抱く感情に伴う関係を**逆転移**と呼びます。精神分析的心理療法で言う逆転移は、医療者の人生早期の重要な人物との関わりを患者との間で再現することを意味する場合もありますが、現在では医療者が特定の患者に対して感じる「好き・嫌い」や「なぜか世話をしたくなる」や「なぜか親身になれない」などの反応のことを表すことが多いです。自分が逆転移を起こしていることに気づかない場合、逆転移は医療の効果を阻害する要素になることは想像に難くありませんが、自分の逆転移に気づいている場合は医療効果を促進できることがあります。

　例を挙げて考えてみます。もし、ある医療者がすべての患者に対して公平に接しているにもかかわらず、ある特定の患者に対してのみなぜか世話をしたくなる場合、これを手掛かりにどんなことが考えられるでしょうか。まず、この患者の病院外での日常生活における人間関係の取り方をある程度推測することができます。すなわち、「世話をされること」がこの患者の対人関係パターンの1つであると言えます。無意識的に世話をされることに慣れているのであれば、その背景には自己決定の苦手さ、周囲を操作すること、依存的であること、責任を負わないこと、過保護・過干渉されてきたことなどが想定されます。このようなことが想定できていれば、同じことを伝えるにしても伝え方を患者に合わせて工夫することで、トラブルを回避できたり医療効果を高めたりすることができます。

E. 抵抗

　患者は、治りたいと願う一方で、変化することに対する恐怖を感じることがあります。治療は患者に変化を求めますが、変化は必ずしも治癒や回復をもたらすとは限らず、時には悪化することもあります。したがって、時として患者は「治りたいけど治りたくない」と一見矛盾するような気持になることがあります。精神分析的心理療法では、これを**抵抗**と呼びます。抵抗は、患者が触れたくない核心に話題が近づいた時に起こりやすく、現れ方としては、「何も話すことが思い浮かばない／話したくない」と言ったり、ある話題に近づくといつも無意識的に話が逸れていったり、約束の時間に遅れたり、カウンセリングを無断キャンセルしたりするという形を取る場合があります。医療者は十分な信頼関係の下で、これらの抵抗に触れ、患者が無意識的に何を恐れていたり、防衛したりしているのかを考えることで、抵抗を減らしていく必要があります。

2. 認知行動的カウンセリング

A. 認知行動的カウンセリングとは

　現在の心理学は、看護学と同じく科学であるため、エビデンスに基づいた知見に従って援助が行われます。この意味からは、無意識を扱う精神分析的心理療法は厳密には心理学とは言えません（青山・神山・武藤・畑, 2014）。同じような批判が心理学の歴史でも議論され、その結果誕生したのが**認知行動的カウンセリング**です。中でも、**認知行動療法**（Cognitive Behavioral Therapy：CBT）は、その治療効果が実証的に検証されており、日本でも2010年に保険点数化され、習熟した医師が作成した計画に基づき1回30分以上の治療を行った場合、420点を請求できる唯一の心理療法です。以下では、

認知行動療法および認知行動カウンセリングに共通する基本的な枠組みを紹介します。

B. 認知行動モデル

　認知行動的カウンセリングでは、人の心を便宜的に「**認知**」、「**行動**」、「**感情**」、「**身体反応**」の4要素に分解して捉えます。何かの出来事が起こると、この4要素がお互いに関連し合って、何らかの結果をもたらすと考えます。これを認知行動モデルと呼びます。例えば、ゼミで発表すると失敗してみんなから笑われるに違いないと思っている人がいたとします。その人は発表する時は強い緊張と不安で筋肉がこわばり、声が震え大量の汗をかいてしまいます。それを避けるためにゼミを休み続けた結果、卒業できなくなってしまいました。この場合、認知行動モデルでは、出来事が「人前で発表すること」、認知が「みんなから笑われるに違いない」、行動が「欠席」、感情が「緊張や不安」、身体反応が「筋肉のこわばりや声の震えや発汗」、結果が「卒業できなくなってしまった」、となります（図12-1）。

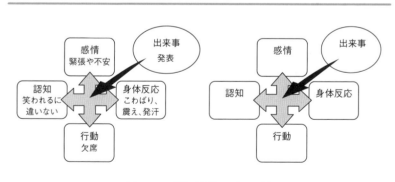

図 12-1　認知行動モデルの例

　認知行動モデルを作る意味は大きく分けて2つあります。1つ目は、自分で意識してコントロールできない要素とできる要素を分け

ることです。コントロールできない要素は、一部の身体反応と感情です。私たちは、食べ物を食べたら勝手に体が消化吸収を開始しますし、暑くなれば汗をかきます。他にも心臓の鼓動や呼吸の速さ、酸素の吸収量などは、どんなに強く意識してもコントロールすることはできません。感情も同様です。意識して消化吸収を止められないのと同様に、ある特定の状況に応じて喚起される怒り、悲しみ、不安、恐怖などの感情を抑えることはできません。これに対して、認知と行動はある程度自分で意識してコントロールすることができます。従って、もし認知や行動を現実に即したものに変えることができれば、それに伴って感情や身体反応も変わるはずです。認知行動モデルでは、心＝前述の4要素と理解するので、この4要素の体験の変化をもって、心（の悩み）が変化したと捉えます。2つ目は、この4要素のパターンや法則や悪循環を患者が自分で客観的に観察できるようにすることです。そのために、図12-1のような用紙を使って、心を「見える化」します。もし、困っている状況を維持しているパターンや法則、悪循環を「見える化」することができれば、その対策を立てることができます。

C. 行動的介入—TY実験

　認知行動モデルで悪循環を維持しているパターンを見つけることができたら、それとは別のパターンを試してみます。意識して変えられる要素は**行動**と**認知**ですから、この2つのどちらか、または両方を現実に即すように変えたり、レパートリーを増やしたりすることができれば、それと連動して感情や身体反応も変わるので、心の体験が変化するはずです。ここでは代表的な行動的介入法として、**TY実験**を紹介します。

　人は、何らかの活動をすると、必ずポジティブ感情が伴います。またその逆に、ポジティブな気持ちになっている時は活動したくなります。ポジティブ感情は細かく分けると何種類もありますが、元をたどっていくと「**達成感**」と「**喜び**」の2種類に行きつきます。TY実験とは、達成感と喜びの頭文字をとって名づけられました。

入院中の患者などはベッド上で安静にすることを求められ、本人も急性期などは特にベッド上で動かずに寝ていることが多いです。これを認知行動モデルに当てはめて考えると、「動かない」という行動に連動して、考えはネガティブになると同時に、気持ちもネガティブになります。そのため、できる範囲で構わないので、動ける患者さんはなるべく活動した方が、考えも気持ちもネガティブにならずに済みます。そこで、医療者は患者と共に、達成感や喜びを感じられるであろう活動を考えます。長く続けるためには、一度に多くのことや強度の強い活動を目標にするのではなく、細かく刻んで目標に向けて今日からできることから考える方がよいです。そして、活動内容を決めたら、やる前とやった後の達成感と喜び、認知、感情や感覚をモニタリングします。もし、目標の活動を行うことができたら、一緒に大いに喜びを分かち合い、できなかったとしたら、何が阻害要因だったのかを検討します。TY 実験を行う時に使う用紙の例を図 12-2 に示します。

達成感または喜びを感じられるであろう活動	予想		実際に行った日付・どんな結果だったか	結果	
	T	Y		T	Y
何を： いつ： どこで： 誰と：					
個人実験をやる時間が近づいた時、何が起こりましたか。何を感じ、何を考えましたか。			個人実験を行って（あるいは行えなくて）何を発見しましたか（気持ち、考え、行動、身体感覚など）		

図 12-2　個人実験用紙の例

D. 認知的介入—考え直し

　悪循環のパターンを変更するための第2の手段は、認知を現実に即したものに変える、あるいは現実に即した認知のレパートリーを増やすことで、感情や身体反応を変えることを目指します。認知行動療法での認知的介入は、**認知再構成**と呼ばれます。認知再構成には様々な状態に対するいろいろな方法が数多く考案されていますが、ここでは「**考え直し**」を紹介します。

　以下の質問は、「あなたを苦しめている考え」を変えるのに役立つかもしれないものです。すべての質問が当てはまるとは限りませんが、できるだけ多くの質問に答えてみてください。

あなたの考え：＿＿＿＿＿＿＿＿＿＿＿＿＿＿＿＿＿＿＿＿＿＿＿

1. その考えの正しさの根拠は何ですか？

2. そのように考える習慣ができているだけではありませんか？

3. 「全か無か」のように、答えを2つだけに限定していませんか？ 他に選択肢を増やすことはできませんか？

4. ある状況でのみ役立つ考えを、他の色々な場面でも採用していませんか？「他の場面」に即した選択肢を増やすことはできませんか？

5. 自分の感情を否定していませんか？
（私は怖くない、不安になると大変なことが起こる、怒ってはいけない、悲しんではいけない、私はできない、私は愛されない、など）

6. 完璧に予測しようとしていませんか？ 完璧に予測できないと何が起こるのでしょうか？

7. 冷静に考えればそこまで頻繁に起こるわけではないものを、必要以上に高い確率で発生すると思い込んでいる可能性はありませんか？

8. あなたの判断は、客観的事実ではなく、自分の感情に基づいていませんか？

9. あなたが採用している証拠が信頼できる理由は何ですか？

10. 極端で誇張された言葉を使っていませんか？
（いつも、やっぱり、すべき、してはいけない、絶対、ずっと、必ず、など）

図 12-3　考え直し用紙の例

　人は、とても嫌な体験をすると、意識的／無意識的に関わらず、そ

の出来事に対する認知的な評価がいつまでも残ることがあります。とても嫌な体験には強いネガティブ感情が伴うことが多いです。

　本来、感情は今自分がどんな状況にあるのかを知らせてくれるアラーム信号の役割を果たします。例えば、自動車に轢かれそうになれば「恐怖」によってすぐに逃げるよう教えてくれますし、大切な発表が近づけば「不安」によって準備するよう教えてくれます。しかし、もし自動車に轢かれそうになった体験がとても強烈で、非常に強い恐怖を体験した場合、「その交差点に近づかないようにしよう」あるいは「すべての自動車に近づかないようにしよう」と認知的に評価して、恐怖を感じないように行動することがあります。冷静に考えれば明らかなように、その交差点に近づいたからといって事故に会う可能性は低いですし、すべての自動車が危険であるはずもありません。このように、ある出来事に対して、本人は少しでも損害を減らし、利益を得るために評価している認知が、実は現実に即しているとは限らないことがあります。認知行動療法における**認知的介入**は、このような非適応的な認知を変容したり、現実に即した認知のレパートリーを増やす手助けをするための方法の1つです。**考え直し**に使う用紙の例は図12-3に示した通りです。

3. 人間中心主義的カウンセリング

A. 人間中心主義的カウンセリングとは

　人間中心主義的カウンセリングは、歴史的には、**精神分析的心理療法**、**認知行動的カウンセリング**に続き、第3の勢力として登場しました。精神分析的心理療法も認知行動的カウンセリングも、人の弱さに焦点を当て「マイナスからゼロへ戻すこと」を主な目的としているのに対して、**人間中心主義的カウンセリング**では、人の強さに焦点を当てて「伸びしろのある部分が成長することで、相対的に

別のマイナス部分が底上げされる」ことを主な目的とします。中でも、ロジャーズ（Rogers, C. R.）の**来談者中心療法**はすべての対人援助職に向けて大きな示唆を与えてくれます。

B. 来談者中心療法

来談者中心療法では、カウンセラーに必要な本質的態度として、図 12-4 に示す 6 条件を挙げています（Rogers, 1957）。

---

1. Two persons are in psychological contact
（2 人の人が心理的な接触を持っていること）

2. The first, whom we shall term the client, is in a state of incongruence, being vulnerable or anxious.
（第 1 の人［クライエントと呼ぶことにする］は不一致状態にあり、傷つきやすく、不安な状態にあること）

3. The second person, whom we shall term the therapist, is congruent or integrated in the relationship.
（第 2 の人［セラピストと呼ぶことにする］は、その関係の中で一致しており、統合していること）

4. The therapist experiences unconditional positive regard for the client
（セラピストは、クライエントに対して無条件の積極的関心を体験していること）

5. The therapist experiences an empathic understanding of the client's internal frame of reference and endeavors to communicate this experience to the client.
（セラピストは、クライエントの内的照合枠に対する共感的理解を体験しており、この体験をクライエントに伝えようと努めていること）

6. The communication to the client of the therapist's empathic understanding and unconditional positive regard is to a minimal degree achieved
（セラピストの経験している共感的理解と無条件の積極的関心が、最低限クライエントに伝わっていること）

図 12-4　建設的人格変化のための必要十分条件（Rogers, 1957）

　中でも、3、4、5 は中核条件と呼ばれており、それぞれ**自己一致、無条件の積極的関心、共感的理解**として対人援助職全般に必要な基本的態度とされ、**カウンセリングマインド**（辻村，2002）と呼ばれます。

　自己一致とは、クライエントとの関係において、セラピストが自分で気づく内的な体験と、その体験への意識が一致していることを

指します。自己一致の重要性はポジティブな内的体験だけでなく、ネガティブな内的体験に対しても当てはまります。例えば、「なぜかこの人のことを助けたくならない」や「この人のことが怖い」などといったネガティブな内的体験に対して、「いや、医療者としてこのようなことを考えては（感じては）いけない」などのように、体験を打ち消すことは意識が一致しているとは言えません。むしろ、こういったネガティブな体験に対してこそ意識を一致させ、純粋で偽りのない態度でいることこそがクライエントに対して誠実な医療者として認識されます。かといって、セラピストが体験したこのようなネガティブな考えや感情をいつでもどこでもそのままクライエントに正直に伝えるかどうかは別問題です。セラピストは、この体験が何を意味しているのか、この体験を活用してどのような援助ができるのか、もし伝えるのであれば、どこでどのように伝えることがクライエントの利益に繋がるのかを常に意識する必要があります。

無条件の積極的関心とは、善悪の価値判断なく、クライエントの存在そのものを認めることです。セラピストのこの態度は、クライエントに対して「ここではどんなことを話しても受け入れてもらえる、心理的に完全に安全な場所である」というメッセージを送ることになります。例を挙げて考えてみましょう。「無条件」の反対は「条件付き」です。「条件付き」とは、例えば「あなたがテストで良い点を取れば関心を向けます」のようなメッセージです。これに対して「無条件」では、「テストの点が良かろうと悪かろうと、あなたに関心を向けます」というようなメッセージです。ある子どもや生徒が、親や教師から上記のような「条件付き」、あるいは「無条件」の関心を向けられたとしたら、無条件の関心を向けられている子どもの方が心理的な安全感を持つことは想像に難くありません。「無条件」とは「善悪の価値判断がない」ことと同義です。これは、相手に対して話される内容がどんな内容であっても評価をしないという意味です。例えば、わが子に虐待をしてしまっている母親がいたとします。虐待自体は明らかに「悪い」ことですが、ここに焦点を当てて「評価」をすることは「善悪の価値判断がない」とは言えま

せん。この場合は、虐待をしてしまう背景にある心理的な要因、例えば怒り、孤立感、不安などに焦点を当てます。このように、相手に対して否定的評価を下さないことはもちろんですが、肯定的な評価を行うこともまた、「善悪の価値判断がない」とは言えません。一見、肯定的な評価は良いことのように感じられるかもしれませんが、上記の親や教師と生徒の例と同様に、クライエントがセラピストにとって都合の良い有難い行動を取った時だけ関心を示すというメッセージを送ることになってしまいます。

　共感的理解は、セラピストがクライエントの話を聞いている、クライエントがセラピストに自分のことをわかってもらっていると感じるための必要不可欠な役割を果たしています。クライエントはセラピストから自分の世界観や自分が認識している現実などのような、個人的な感情を受け止めてもらえたと感じた時に、自分のことをわかってもらえたと実感します。このためには、セラピストはクライエントが話す言葉を使ったり、セラピスト自身の言葉に置き換えたりして、セラピストによるクライエントの理解を伝える必要があります。**来談者中心療法**では、セラピストが必要な条件を満たすと、クライエントは潜在的な成長を発揮し、自ら自己治癒に向かうとしています。

4. まとめ

　本章では、代表的なカウンセリングと心理療法の理論として、**精神分析的心理療法、認知行動的カウンセリング、人間中心主義的カウンセリング**を取り上げました。これらに限りませんが、どれか1つの理論がいつでも最も優れているということはなく、被援助者の特性や環境や目標などに合わせて選択したり組み合わせたりする必要があります。参考までに、現在最も使われている技法と、被援助者の状態の組み合わせを**表12-1**に示します。

表 12-1　変化のステージ・レベルと治療システムの統合（福島他，2018 より抜粋，改変）

レベル ＼ ステージ	無関心期	関心期	準備期	実行期	維持期
種々の症状・状況的な問題	動機づけ面接			行動療法	
不適切な認知		アドラー派療法		認知行動療法	
対人関係の葛藤	サリバン派（対人関係論）療法	交流分析		対人関係療法	
家族システムの葛藤	戦略的家族療法		ボーエン（多世代）派療法		構造派家族療法
精神内界的葛藤	精神分析的心理療法	実存療法		ゲシュタルト療法	

参考文献

青山謙二郎・神山貴弥・武藤崇・畑敏道他（編）（2014）．心理学概論（第 2 版）　ナカニシヤ出版

福島哲夫・尾久裕紀・山蔦圭輔・本田周二・望月聡（編）（2018）．公認心理師必携テキスト　学研プラス

Rogers, C. R. (1957). The necessary and sufficient conditions of therapeutic personality change. *Journal of Consulting Psychology*, **21**, 95–103.

坂中正義（2014）．クライエント中心療法におけるロジャーズの中核三条件　人間性心理学研究，**32**，5–11.

島井哲志・長田久雄・小玉正博（編）（2009）．健康心理学・入門　有斐閣アルマ

辻村英夫（2002）．カウンセリングとコンサルテーション　学文社

演習授業用課題

◆自分のパーソナリティーや防衛機制を振り返ってみましょう。

◆新型の感染症の流行や大災害の発生など、想定外の事態に直面した時、心配や不安が重なって外出できなくなり、不眠になってしまった人の認知行動モデルを作ってみましょう。

◆人間中心主義的カウンセリングの話の聞き方をロールプレイしてみましょう。

推薦図書 📖

松木邦裕『私説対象関係論的心理療法入門（改訂増補版）』（金剛出版，2016）

　精神分析的心理療法の1つである対象関係論に基づいた心理学的援助法の入門書です。空間や距離の取り方、話の聴き方、話し方、転移と逆転移などが非常に詳しくかつわかりやすく解説されています。精神分析的な関わりや精神分析的治療、および精神分析的治療者とはどのようなものなのかを知ることができます。

堀越勝・野村俊明『精神療法の基本』（医学書院，2012）

　人間関係作りやコミュニケーションの基礎から、認知行動療法の介入技法まで「型」として大変わかりやすく解説されています。認知行動療法は、エビデンスに基づいた人間科学であること、人間科学とはパターンや法則や悪循環を同定して対策を練ることであることがよく理解できます。

飯長喜一郎（監）・坂中正義他（編）『ロジャーズの中核三条件 受容』カウンセリングの本質を考える 2（創元社，2015）

　カウンセラーの本質的態度としてのロジャーズの中核三条件が、すべての対人援助職に共通の基礎的態度であることについて大変詳しく解説されています。ロジャーズ派のみならず、他の学派から見た中核三条件についても言及され、理解が深まります。

遺伝カウンセリングとケアリング

中込さと子

　遺伝カウンセリング（Genetic Counseling 以下、GC とする）とは、来談者が、生活設計上の選択を自らの意思で決定し行動できるよう、臨床遺伝学的診断を行い、医学的判断に基づき適切な情報を提供し、支援する医療行為です。来談者と担当者との良好な信頼関係に基づき、様々なコミュニケーションが行われ、この過程で心理的精神的援助がなされます。相談内容は、家族に、既知の遺伝病（またはその疑い）がある、先天性形態異常、高年妊婦、流産の反復、催奇形物質に曝露された近親婚、若年発症のがんの家族歴がある、原因不明の発達の遅れに関するものなどであり、妊娠期（胎児）、小児・成人・老年期の生涯にわたっています。

GC の基本理念

　GC のプロセスには、①疾患の発生および再発の可能性を評価するための家族歴および病歴の聴取、②遺伝現象、検査、マネジメント、予防、社会資源および研究についての教育、③インフォームドチョイス（十分な情報を得たうえでの自律的選択）、およびリスクや状況への適応を促進するためのカウンセリング、が含まれます。

　GC の基本理念は、以下の 7 つです。**①自発的な開始**（来談者が自発的に希望してはじめて開始される）、**②十分な情報提供と教育**（疾患の遺伝形式、検査の選択肢、医学的マネジメント、予防、社会的支援、研究の状況など）、**③情報の完全な開示**（ただし、知りたくない権利も尊重）、**④非指示的**、**⑤守秘義務**（遺伝情報は生涯変化せず〈不変性〉、血縁者間で共有され〈共有性〉、将来の発症を予測できる〈予見性〉特徴があるため、厳重に個人情報を保護する）、**⑥生命倫理の尊重**（「医療における遺伝学的検査・診断に関するガイドライン（日本医学会，2011 年 2 月）」が出されている）、**⑦GC 体制の整備**（誰もが受けたい時に自由にアクセスできる整

備）です。

GCにおけるケアリングの態度と視点

①来談者の自律性を尊重する：GC担当者は、来談者に対し、非指示的かつ中立を守ります。担当者は〈自己一致〉、〈無条件の積極的で肯定的な関心〉、〈共感的理解〉を通して、来談者とカウンセリング関係を築いていきます。

②認知・理性的視点から検討する：GC担当者は、来談者の相談やリスク認識を確認しつつ情報提供を行います。また提供する情報は、その社会において普及しているか、倫理的課題を含んでいるか否か検討します。さらに来談者が結婚するか、子どもを持つか、遺伝学的検査を受検するかなど、意思決定過程における心理的、家族的、および社会的な諸問題への適応過程をサポートします。

③重い事実を受け止める過程に配慮する：多くの来談者は不安が強く、提供された情報や事実を歪めて認識することがあります。防衛機制が働き、いつもとは違った捉え方をし、行動をとることがあります。遺伝学的課題は、親子間や夫婦間の親密さや距離が事実の受け止め方に影響を及ぼします。そして来談者自身も気づかない感情や、過去の未解決の経験が思い出されることもあります。

④家族システムや家族関係を把握する：GC担当者は、来談者の年齢や発達段階と課題、また家族内の人間関係の観点から、相談内容を理解する必要があります。またGCやフォローアップのプロセスにおいて、来談者や発端者（その家族で最初に発症した人）の病や治療の体験、人生経験、大切にしている生活スタイル等、家族の中で語り継がれていることを尊重しつつ、ケアに組み込んでいきます。

⑤言葉以外に、行動や態度にも関心を持つ：来談者の認識は、行動や態度にも現れます。GC担当者は、来談者のコーピングスタイルや対処方法に注目します。またGC後の適応過程や治療のコンプライアンスについても注意を向けます。

　　以上、GCにおける①から⑤のケアリングの態度と視点は、遺伝医療における看護の基本と言えます。

社会とのかかわりの心理学

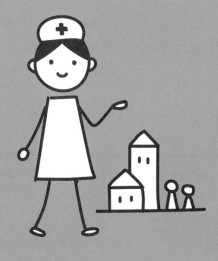

第Ⅳ部

第 13 章

対人関係

今野裕之

　私には幼馴染の友だちがいる。子どものころからいつも一緒に行動していて、小中高と同じ学校を卒業した。好きなタレントも同じで、好みのファッションも同じ。とても気が合う。同じ環境で過ごしてきた時間の長さがお互いへの理解を深めるのかもしれない。看護師として働く時、患者さんをはじめ、その家族との間に、短い診療時間の中で、どうやって関係性を構築したらいいのだろうか？

子どもの頃から育んできた友だちとの関係と、仕事として関わる関係（患者さんやその家族、同僚との関係）とでは、全く異なる対人関係であるように感じるかもしれません。

　しかし、どのような対人関係であっても、その重要性は変わりません。例えば、患者さんとの関係が重要だからこそ、看護師は患者さんとの対人関係の中で喜んだり悩んだりすることがあるのです。そして、対人関係の始まり方や深まり方についての諸要素も、様々な対人関係に共通しています。

　対人関係は「相手のあること」ですから、思うようにいかないことも多々あります。対人関係がうまくいかなくなってから考え込むよりも、普段から対人関係について考えるようにすることが大切です。

　本章では、1. 対人関係の意味、2. 対人関係の始まり、3. 対人関係の維持と深まり、4. 対人関係のつまずきと対処について取り上げます。

1. 対人関係の意味

　人間にとって、**対人関係**は最大のポジティブ感情の源であり、同時に最大のネガティブ感情の源です。周囲の人に賞賛されたり、愛する人から愛を表明されたりすれば、この上なくポジティブな感情を感じるでしょうが、周囲の人から否定されたり、失恋したりすれば、相当に落ち込むことになります。つまり、私たちの心は対人関係に強く影響されます。バウマイスターとレアリー（Baumeister & Leary, 1995）は、これを**所属欲求**（the need to belong）という概念で説明しています。所属欲求とは、「群れ・集団に所属していたい」という欲求のことであり、バウマイスターとレアリーは、所属欲求は生

得的かつ基本的な欲求であると主張しています。現生人類(ホモ・サピエンス)が生まれた数万年〜数十万年前から人はずっと群れで生活してきました。群れることで外敵から身を守り、群れで狩りをして食料を得てきたのです。また、群れの中でパートナーを見つけ、群れの仲間と一緒に子育てをすることで、人という種族は子孫を残してきました。そのような状況で、群れからはぐれたり仲間から排斥されたりすれば、生き延びることもままなりません。生き延びるためには群れに属していることが大前提であったのです。そのため、他者からの受容や拒否を察知する能力や、拒否を避け、受容を求める性向が人に備わることになりました。

　このように、所属欲求という概念（理論）から見れば、対人関係は人間にとってきわめて重要です。理論だけでなく、実際に対人関係が重要であることを示す研究も多数あります。例えば、対人関係が多い人は、対人関係が少ない人と比べると、長生きしやすいことが知られています（浦, 1992）。これは、ストレスをもたらす要素（**ストレッサー**）が多い場合でも、対人関係が心理的支えになり（これを**ソーシャルサポート**と言います）、精神的健康状態の低下が抑えられるからだと考えられています（図 13-1）。

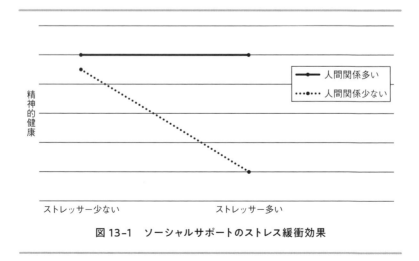

図 13-1　ソーシャルサポートのストレス緩衝効果

さらに、対人関係のトラブルが精神的健康に大きなダメージを与えることを明らかにした研究や、対人関係で生じるネガティブな感情（嫉妬心や妬み、屈辱感など）によって精神的健康が害されることを示す研究など、私たちにとって対人関係がきわめて重要であることを示す研究は枚挙にいとまがありません。対人関係の重要性は、確かに証明されていることなのです。

2. 対人関係の始まり

　対人関係はどのように始まるのでしょうか。レヴィンジャーとスノエク（Levinger & Snoek, 1972）は、初期の対人関係の進み方を、(0) 接触のない段階、(1) 相手の存在に気づいている段階、(2) 挨拶や世間話など表面的接触の段階、(3) 一体感を持ちお互いに影響を与えあう相互性の段階、の４段階に分けています（図13-2）。

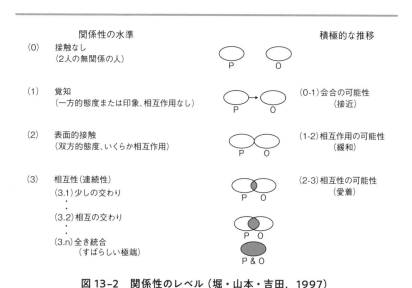

図13-2　関係性のレベル（堀・山本・吉田，1997）

217

ここで、人間関係で図13-2の各段階に至る人数について考えてみます。(0) は知らない人を含みますから、すべての人との関係を含みます。(1) は、電車で向かいに座った人のように、一時的に認識している人や、家の近所で時折見かける人なども含みますので、無限とは言えませんが、相当な大人数になります。(2) は表面的な接触であってもコミュニケーションが成立している人ですから、一般的には数十人からせいぜい数百人程度ではないでしょうか。さらに (3) の相互性の段階となると、その人数はだいぶ絞られます。この区分で言えば、一般的な対人関係は (2) の表面的接触の段階以降であり、親密な関係は (3) の相互性の段階のみということになります。こうしてみると、私たちが日常的に捉えている "対人関係" が成立する相手というのはごく一部です。次に、対人関係が成立するための要因を見ていきましょう。

A. 近接性

　対人関係が形成される際、お互いに近いところにいるという物理的近接性は最も基本的で、かつ最も強力な要因です。大学生が教室で近くに座った人と友だちになったり、芸能人が共演者や番組スタッフと結婚したり、**近接性**によって親しくなったと思われるような例を思い浮かべるのは難しくありません。大学の寮を使った研究では、部屋が隣同士であったり、階段で出会いやすかったりすると、友人関係が形成されやすいことが示されています（Festinger et al., 1950）。

　近接性によって対人関係が形成されやすくなることは、**単純接触効果**（mere exposure effect）によって説明することができます。単純接触効果というのは、ある対象（人・もの）に対して接触する（見たり・聞いたり・会ったり）回数が多いほど、その対象に対して好意を持つという心理的効果のことです。例えば、「自分の顔写真」と、「左右逆の自分の顔写真」を見た場合、後者の方が好ましく感じる人の方が多いことが知られていますが、これは、後者は毎日鏡で見ている（接触回数が多い）ため好ましく感じられると説明されます。教

室で隣に座っている人や、同じ町内に住んでいる人とは、接触回数が多くなりやすいために好意が生じやすく、そのために対人関係が形成されやすいと考えられます。

B. 外見

　初めて会う人の場合、その人の性格や価値観を知ることはできません。ある人の内面的な特徴は、その人と話したり、一緒に活動することによって徐々に知ることができるものだからです。一方、初めて会う人であっても、その人の外見、すなわち身長、体型、顔立ち、表情など、外から見える特徴については、相当程度知ることができます。そのため、人間関係が形成される初期の段階では、外見の影響は大きくなります。例えば、ウォルスターら（Walster et al., 1966）の古典的研究では、研究のために大学でダンスパーティを開催し、初対面の異性の魅力に影響を与える要因について調べています。この研究では、外見（身体的魅力）や性格特性などいくつかの要因を取り上げて異性の魅力との関係を分析していますが、**外見**が最も強力な要因であったと報告されています。

C. 内面的特徴

　近接性や外見は、関係の初期に重要な要因です。一方、性格や価値観などの内面的な特徴は、コミュニケーションを通して伝わりますから、会話が成立するような関係になってから、さらに親しくなる際に影響力を発揮する要因と言えます。例えば、アンダーソン（Anderson, 1968）は、どのような性格が人に好まれるのか研究をしていますが、この研究では、「誠実（sincere）」「正直（honest）」「物わかりがいい（understanding）」などの性格が一般的に好意を持たれることが示されています。また、自分と意見（態度）が似ている相手ほど親しくなりやすいことを示した研究もあります（Byrne & Nelson, 1965）。この研究では、他者の態度調査の結果を見た際に、その回答が自分の考えと似ているほど、その人を好意的に評価することが示されています。

D. 報酬性

　学習理論に基づけば、快感情や利益をもたらす他者は好まれやすくなります。その他者と会うことによる快感情や利益が報酬（好子・強化子）となり、会うことが促進されると考えられるからです。

　例えば、いつも笑顔で接する人、会うたびに自分のことを褒めてくれる人とは人間関係が形成されやすくなると考えられます。笑顔や褒めることが報酬になるからです。なお、前項で自分と意見（態度）が似ている相手を好む傾向について紹介しました。自分と意見が似た他者の存在は、自分の意見が肯定されているという報酬をもたらすことから、好意が生じると考えられます。

3. 対人関係の維持と深まり

　いったん親しい関係になると、その関係はしばらく続きます。しかし、ずっと続く対人関係ばかりではありません。ある関係は維持される一方、ある関係は悪化して崩壊したり、自然に解消したりします。私たちは対人関係を円満なまま維持したい、できればより親密な関係へと進展させたいと考えますが、それを実現するのはそう簡単なことではありません。

　本節では、対人関係を維持するための代表的な要因として返報性を、対人関係を深めるための代表的な要因として自己開示を取り上げ、対人関係の維持と深まりについて考えていきます。

A. 返報性

　「何かをしてもらったら、そのお返しをする」というルールを**返報性**と言います。私たちは、連絡をもらったら返事をしますし、贈り物をもらったらお返しをします。また、相手に何らかの負担をかけてしまったなら、申し訳ないと感じ、何とか埋め合わせできないか

と考えます。このように、対人関係のいたるところに返報性のルールがあります。

　奥田（1994）は、恋愛関係にある男女に調査を行い、相手から受け取るものが多いほど、そして相手に与えるものが多いほど、恋愛関係に満足していることを明らかにしています（図13-3）。これは、返報性が成り立っていて、しかも2人の間のやり取りが多いほど恋愛に満足することを示します。このように、お互いに助け合い、助けられ合うという意味での返報性は対人関係を深め、維持する働きを持ちます。一方、お互いにけなしあったりするような**負の返報性**は、対人関係を悪化させ、崩壊に至らしめるものとなります。

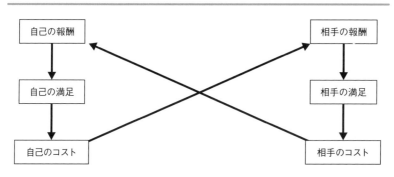

図 13-3　奥田（1994）の互恵性モデル（堀・山本・吉田，1997）

　人に何かをしてもらってもお返しをしなかったらどうなるでしょうか。一般的には、返報性のバランスが崩れれば関係は悪化します。ただし、お返しがなくとも広い意味で返報性が成り立っていれば、関係は悪くなりません。例えば、パワー（権力）を持つ人に対して贈り物をしたり、労力を使ったりする場合、すぐにそのお返しがなかったとしても、いつかその見返りがあると感じられるなら、返報性が成り立っていると言えます。

　逆に、何かをしてもらってもお返しができない場合に、私たちは「申し訳ない」「お返ししなくては」と感じるかもしれません。この

ように自分が返報できない時に感じる、返報に対するプレッシャー
を**心理的負債**（Greenberg, 1980）と呼びます。

B. 自己開示

　それまで相手には伝えていなかったような経験、感情、考え、願
望などについて、ありのままに相手に伝えることを**自己開示**と言い
ます。自己開示には様々な心理的機能があり（**表 13-1**）、自分の感情
を出すことによるカタルシス効果、自分のことを言葉で表現するこ
とによる自己明確化の効果などがありますが、知り合ったばかりの
人と徐々に親密になる際にも、自己開示は重要な役割を果たしま
す。対人関係の初期には、お互いの名前や外見など、表面的なこと
しか知りません。自己開示することによって、価値観、パーソナリ
ティーなどお互いの内面を知ることができるのです。

表 13-1　自己開示の機能（Derlega & Grzelak, 1979）

感情表出	感情を表現することでカタルシス効果がある
自己明確化	自分のことを言葉で表現することで自己理解が進む
社会的妥当化	打ち明けた内容への相手の反応によって妥当性を確認できる
対人関係の発展	お互いに自己開示することによって親密さや信頼が高まる
社会的コントロール	自己開示によって親密化を促進したり抑制したりできる

　アルトマンとテイラー（Altman & Taylor, 1973）は、自己開示と対
人関係の親密さの関係について、社会的浸透理論と呼ばれる考え方
を示しています。**社会的浸透理論**によれば、対人関係には、自己開
示により親密さが進むプロセスと、親密さが進むことにより自己開
示が促されるプロセスとがあります。つまり、自分の悩みのような
深い内容を自己開示することによって、親密さは進むのですが、一
方で、親密でなければ自分の悩みのような深い内容を自己開示する

ことはできません。したがって、一気に深い内容を自己開示し、そのことで親密さを増そうとしても、受け取るほうが不適切であると感じてしまう可能性もあり、うまくいくとは限らないのです。そのため、一般的に言えば、相手の自己開示の程度とあまり異ならないよう自己開示の深さが調整され、現実の対人関係では、自己開示の内容は徐々に深く広くなり、それに伴い親密さも少しずつ深まっていくのです。

4. 対人関係のつまずきと対処

第1節で述べたように、私たちの心は対人関係に大きく影響を受けます。そのため、対人関係は喜びの源泉であると同時に苦悩の源泉ともなります。誰かに嫌なことを言われて落ち込んだり、些細なことで友人や恋人と気まずくなったりすることは誰しも経験するでしょう。このような対人関係のつまずきは、私たちにどのような影響を及ぼすのでしょうか。また、そのようなつまずきを解決したり回避したりする方法はあるのでしょうか。

A. 対人葛藤と対処

対人関係が継続してゆく過程では、口論になったり気まずくなったりという対立が生じる場合があります。このような対立を**対人葛藤**と言います。対人葛藤は、相互依存的な対人関係で生じやすいという特徴があります。相互依存的な関係というのは、一方の行動が相手の行動を規定するような関係のことです。例えば「一方が散らかせば、他方は片づける」「一方が遅く帰宅すれば、他方は寝ないで待っている」という場合、一方の行動が他方の行動を規定しているため、相互依存的な関係性ということになります。こういった関係で、一方的に散らかしたり、一方的に遅く帰宅したりすれば、パートナーはいつも片づけをしたり、寝ないで待っていたりすることに

なります。対人葛藤はそういう時に生じやすいのです。「仲が良いほどけんかする」という慣用表現がありますが、この表現は心理学的にも正しいと言えます。なぜなら、親密になるほど相互依存的な関係になるからです。夫婦や親子はとても親密な関係性と言えますが、親密であるだけに対人葛藤が生じやすいということになります。

　ところで、対人葛藤をそのままにしたのでは、関係性の崩壊を招きかねません。そのため、葛藤を解決するための何らかの対処が必要になります。ラズバルトら（Rusbult et al., 1986）は、恋愛関係における対人葛藤の際の解決方略を①対話：話し合いをして解決策を探る、②待機：関係が改善することを期待して待つ、③無視：相手を無視したり、距離をとったりする、④退去：関係を解消する、の4つに分類しています。このうち、対話と待機が建設的な方略であり、葛藤の解決・解消に至りやすい方略と考えられます。

B. 対人ストレスと健康

　対人関係がストレスの原因（**ストレッサー**）となることもあります。2012年に約1万人の労働者を対象にして行われた厚生労働省の健康状況調査では、仕事上の不安や悩み、ストレスの内容として一番多く挙げられていたのは「職場の人間関係の問題（41.3%）」でした。このように、対人関係に起因するストレスを**対人ストレス**と言います。

　対人ストレスによって抑うつ状態が引き起こされたり、長期化してうつ病を発症したりする可能性もあります。したがって、対人ストレスが生じたら適切な対処をすることが望ましいと言えます。加藤（2008）は、対人ストレスへの対処を次の3つに分類しています。①ポジティブ関係コーピング：積極的に相手との関係を改善するよう努力する、②ネガティブ関係コーピング：相手との関係を放棄したり関係を解消したりする、③解決先送りコーピング：解決への具体的行動をとらないで時間がたつのを待つ。加藤はこれらの対処に関する研究を次のようにまとめています（加藤，2008）。①ポジティブ関係コーピングが心理的適応に与える影響は一貫していないが、

人間関係は良好にする。②ネガティブ関係コーピングは心理的適応および人間関係を悪化させる傾向がある。③解決先送りコーピングは心理的適応および人間関係を良好にする傾向がある。

C. ソーシャルスキル

　人間関係を円滑にするような対人的能力・技能を**ソーシャルスキル**と言い、ソーシャルスキルを向上させるための訓練法を**ソーシャルスキル・トレーニング (SST)** と言います。ソーシャルスキル・トレーニングには様々な技法がありますが、一般的には**表13-2**に示す5つの技法が基本になります（相川, 2011）。

表 13-2　ソーシャルスキル・トレーニングの基本要素

①教示	目標となるスキルについての説明を聞く。
②モデリング	モデルによる模範演技の観察と模倣をする。
③リハーサル	スキルの反復をする。
④フィードバック	スキルが適切であれば褒め、そうでなければ修正する。
⑤般化	トレーニングで身につけたものを日常生活で応用する。

　ここまで、対人葛藤や対人ストレスが生じた際にどう振る舞うかという対処行動について紹介してきましたが、ソーシャルスキルは対人葛藤や対人ストレスが生じないようにするための技能であり、SST は対人関係上の問題が起きないようにするための予防的介入と言えます。

　その人にとって適切なソーシャルスキルの具体的内容は年齢や職業によって様々ですが、久木山（2005）は、日本における代表的な社会的スキル尺度である KiSS-18（菊池, 1988）を統計的に解析して、①開始スキル：会話を始め、人々の輪に入る、②調整スキル：人に指示を出したり、対立を仲裁したりする、③葛藤処理スキル：不安

や他者からの非難をうまく処理できる、の3因子を見出しています。

参考文献

相川充（2011）．新版 人づきあいの技術　サイエンス社

Altman, I., & Taylor, D.(1973). *Social penetration*. New York：Holt.

Anderson, N. H.(1968). Likableness ratings of 555 personality-trait words. *Journal of Personality and Social Psychology*, **9**, 272–279.

Baumeister, R. F., & Leary, M. R.(1995). The need to belong. *Psychological Bulletin*, **117**, 497–529.

Byrne, D., & Nelson, D.(1965). Attraction as a linear function of proportion of positive reinforcements. *Journal of Personality and Social Psychology*, **1**, 659–663.

Derlega, V. J., & Grzelak, J.(1979). Appropriateness of self-disclosure. In G. J. Chelune and Associates（Eds.）, *Self-disclosure*. San Francisco, Jossey-Bass, CA, 151–176.

Festinger, L., Schachter, S., & Back, K.(1950). *Social pressures in informal groups：A study of human factors in housing*. Stanford University Press.

Greenberg, M. S.(1980). A theory of indebtedness. In K. Gergen, M. S. Greenberg, & R.H. Willis（Eds.）, *Social exchange：Advances in theory and research*（3–26）. Plenum.

堀洋道・山本眞理子・吉田富二雄（1997）．新編社会心理学　福村出版

加藤司（2008）．対人ストレスコーピングハンドブック　ナカニシヤ出版

菊池章夫（1988）．思いやりを科学する　川島書店

久木山健一(2005)．青年期の社会的スキル改善意欲に関する検討　発達心理学研究, **16**, 59–71.

Levinger, G. & Snoek, D. J.(1972). *Attraction in relationships*. General Learning Press.

奥田秀宇（1994）．恋愛関係における社会的交換過程　実験社会心理学研究, **34**, 82–91.

Rusbult, C. E., Johnson, D. S. & Morrow, G. D.(1986). Impact of couple patterns of problem solving on distress and nondistress in dating relationships. *Journal of Personality and Social Psychology*, **50**, 744–753.

浦光博(1992)．支えあう人と人──ソーシャルサポートの社会心理学　サイエンス社

Walster, E., Aronson, V., Abrahams, D., & Rottman, L.(1966). Importance of physical attractiveness in dating behavior. *Journal of Personality and Social Psychology*, **4**, 508–516.

対
人
関
係

＋

第
13
章

演習授業用課題

◆患者や同僚とよい関係を作るためにどのようなことを心掛けるべきか話し合ってみましょう。また、患者と看護師はどのような関係がよいのかについても話し合ってみましょう。

◆看護師にはどのような対人葛藤・対人ストレスがあるのか、それらにどう対処しているのか、先輩看護師にインタビューしてみましょう。

推薦図書

松井豊編『対人関係と恋愛・友情の心理学』朝倉実践心理学講座8（朝倉書店, 2012）
　対人関係の心理学についてより詳しく学びたい人にお勧めします。対人関係全般についてはもちろん、恋愛・友情・職場の人間関係などについても新しい研究を紹介しながら平易に解説しています。

加藤司・谷口弘一編『対人関係のダークサイド』（北大路書房, 2008）
　浮気、嘘、妬みなど、対人関係の暗い面に焦点を当てて、理論と研究を紹介した書籍です。高校生でも十分に理解できるようにとの編集方針で書かれていますので、読みやすく、またネガティブな面から対人関係を見ることで、対人関係そのものの理解が促されるという良書です。

松井豊『恋ごころの科学』（サイエンス社, 1993）
　本章では恋愛関係については取り上げませんでしたが、対人関係の心理を学ぶ上で恋愛の理解はとても重要です。本書は日本における恋愛研究の第一人者による概説書です。

ソーシャルスキル（social skills）と看護

千葉京子

　看護職が専門職としての質向上を目指す時、患者 – 看護師関係はその基盤であり、看護ケアの有効性には患者と看護師との対人関係が大きく影響します。では、どうすれば患者との対人関係を良好なものにできるでしょうか。

　あなたの周りの人づきあいの上手な人を思い浮かべてみてください。例えば、笑顔の素敵な人、話をよく聴いてくれる人、挨拶を気持ちよくしてくれる人…。人づきあいの上手な人は「ソーシャルスキルがある／高い」と言い換えることができます。ソーシャルスキルの定義は様々ありますが、対人関係を円滑に運ぶための技能であり、看護におけるコミュニケーションスキルとほぼ同義語とみなせます。それではソーシャルスキルにはどのようなものがあるのでしょうか。基本的なスキルとしては人の話を聴くスキル、挨拶するスキル、自分の考えを伝えるスキル、などがあります。例えば、人の話を聴くスキルは、話し手に関心を示していること、話の意味を理解していること、これらを話し手に伝えるスキルです。

　看護の場面でも同様に、患者の話を聴く時は人の話を聴くスキルを用います。看護師は患者の健康レベルや機能の程度、患者の生活歴、病院という環境、患者と看護師という役割などを考慮してスキルを用い、専門的援助関係を形成および維持することとなります。

　例えば、退院後の生活を心配している高齢患者の話を聴く場面では、①高齢患者の視覚・聴覚機能の程度にあわせてお互いの表情が見やすい親密距離で正面に位置する、②視線を合わせる、③やや低めの声でゆっくり過ぎない速度で話す、④高齢患者の話し方、表情、視線、手や身体の動きなどを見る、⑤話しにあわせて適度にうなずく、⑥話を途中で遮らない、⑦高齢患者の考えや感情を表出しやすいよう、適宜閉じた質問や開いた質問を行う、⑧安心感を与えられ

るよう肩などに触れる、などのスキルを組み合わせて話を聴くことが考えられます。

　私たちは成長・発達の過程で様々な人と関わりながら、ソーシャルスキルを獲得します。看護学生の場合、既に人づきあいが上手でソーシャルスキルが高い人もいますが、「実習での患者さんとのコミュニケーションが苦手」「看護師さんへの報告がうまくできない」という人もいるのではないでしょうか。そして疾病や障害を抱えた患者と専門的援助関係を築くことはなかなか容易なことではありません。しかし、ソーシャルスキルは学習性があるので、練習により上達することができます。あなたの周りにいるソーシャルスキルが高い人のコミュニケーションのとり方をモデルにすることもソーシャルスキル・トレーニング（social skills training 以下、SST）になるのです。あるいは、あなたが対人関係で困った場面をソーシャルスキルの高そうな人にロールプレイして見せ、アドバイスを得ます。そして、次の機会にそのスキルを実施してみることもSSTとなります。

　さて、新型コロナウイルス感染症（COVID-19）の感染拡大により看護教育も影響を受け、対面授業がオンライン授業に切り替わった地域もあると思います。対面であれば、教員は、例えば、学生の"うなずく"というソーシャルスキルを把握し、このまま進めてよいのか、補足説明を行ったほうがよいのかを判断できるのですが、オンライン授業では学生のうなずきを把握しにくい状態です。授業での学生のうなずきは教員に対する発話継続を促す意思表示や、内容が理解できているというフィードバックになっているため、その動作が見えないというのは授業の流れを制御することになります。このように、ソーシャルスキルは授業をはじめ、様々な場面に影響を与えるものです。キャンパスライフや実習での対人関係をより良好なものにするために、それぞれのソーシャルスキルを高めていきましょう。

【参考文献】

相川充（2009）．新版 人づきあいの技術——ソーシャルスキルの心理学　セレクション社会心理学20　サイエンス社

第14章

集団心理
——個人と集団の相互作用プロセス

石川　智

　Aさんは仲の良い友達数名に誘われて、最近できたばかりのカフェに行った。Aさんはコーヒーを頼もうとしたが、友だちがみんな、カフェおすすめの紅茶を頼むので、何となくコーヒーと言えず、みんなと同じ紅茶を頼んだ。

　カフェでは、先日出たレポート課題が話題になった。先生は週末に提出するよう言っていたのでAさんは週末に出すつもりだったが、友達の1人が先生の授業が週明け最初にあるからその時出せばいいんじゃない？　と言った。他のみんなもそうすると言っているし、内容をもっと良くしたくもあったので、Aさんも大丈夫と思って週明けに提出することにした。だが実際出しに行くと、先生に「ちゃんと週末までに出さなきゃだめだ」と注意されてしまった。Aさんは、普段の自分なら先生の指示通り週末に出すのが当然と考えるのに、そうじゃない判断をしたのはなぜだろうと不思議に思った。

Aさんがもし1人でカフェに行っていたとしたら、おそらくコーヒーを頼んでいたでしょうし、そこで友だちとレポートの話をしなかったなら、予定通り週末にレポート提出していたことでしょう。Aさんはカフェでの友だちとのやり取りを通じて、普段の自分とは異なる行動をすることになりましたが、これらは社会心理学、中でもグループダイナミクス（集団力学）で言うところの「**同調**」、「**集団思考（リスキー・シフト）**」と呼ばれる現象です。

　家庭・学校・組織など、私たちは何らかの**集団**に所属して生活しています。つまり、集団は人にとって基本的な存在です。人は集団の中では周囲の人々（メンバー）から様々な影響を受けて、1人の時とは違った振舞いをします。私たちは集団の中に置かれることで、どのように考え、行動するのでしょうか。

　本章では、1. 集団の特性、2. 他者・集団が個人の行動にどのような影響を与えるのか（**社会的影響**）、3. 集団による意思決定や集団の維持発展に関わる**リーダーシップ**、について取り上げます。

1. 集団とは

A. 集団の定義

　人は社会、すなわちたくさんの人々と集まることで生活しています。では、人々が集まればそれで集団と言えるかといえばそうではありません。例えば、交差点で信号を待つ人の集まりや映画館での人の集まりなどは**群衆（集合）**と呼ばれ、集団とは区別されます。

では、集団はどのように定義されるのでしょうか。山口（2013）によれば、2人以上の**メンバー**（成員）で形成される以下の特徴を備えているものを集団と呼びます。

①メンバーの間で継続的に相互作用が行われる

②規範の形成が見られる（集団規範）

③メンバーに共通の目標と、その目標達成のための協力関係が存在する

④地位や役割の分化と共に全体が統合されている

⑤外部との境界が意識されている

⑥「われわれ」感情や集団への愛着が存在する（集団凝集性）

　なお、上の①〜⑥がすべて備わっていなければ集団とは言えない、というわけではなく、集団が徐々に発展・成熟するにつれて、これらの特徴が備わってくると考えた方がよいものです。

　ちなみに集団の1つの形として「**チーム**」という概念がありますが、集団に比べ達成すべき目標（定義③）や、そのための役割分担（定義④）、チームのメンバーとそれ以外の境界（定義⑤）といったものが明確になっているものを指します。スポーツのチームのように、メンバーが代わってもチームは存続します（山口，2008）。

B. 群衆

　集団に対し**群衆**は、見知らぬ人々がたまたま互いに近くにいて、信号待ちや映画鑑賞など共通の関心を持っていますが、それらが終わると解消される一回的なもので、集団の特徴と似てはいても異なっています。

　また、群衆の特徴として**没個性化**と呼ばれる現象があります。人が群衆の中にいる時、その場面に埋没し自己の存在感が希薄となった、いわば匿名の存在となることで、1人でいる時に比べ感情的、衝動的となり、攻撃行動などの反社会的行動をとりやすくなると言われています。近年、日本でもハロウィンのイベントが盛んになってきましたが、ハロウィン当日の渋谷での仮装した若者たちの暴動に近い騒ぎ方は、没個性化に由来した行動と理解できそうです。

C. 集団の形成

　私たちは家族の一員であると同時に日本国民であり、学校に籍の
ある学生であり、部員であったり、アルバイト先のスタッフでも
あったりします。このように私たちは同時に様々な集団に所属して
生活をしています。家族、職場、地域といった規模の小さな集団が
集まって自治体や国家といった大きな集団が形成されていますが、
家族や親族といった**基礎集団**と、会社や学校といった目的によって
組織された**機能集団**とに分けることもできます。また、自身が現在
所属していなくても、自分が目標とする興味・関心・価値観を持っ
ていると感じ、所属したい、生き方の基準としたいと憧れる集団を
準拠集団と呼びます。青年期の若者の自立にとって、将来の自分を考
える上でモデルとなる準拠集団はとても重要な意味を持っています。

D. 地位と役割

　集団を構成するメンバーは集団内で皆同じように振舞うわけでは
なく、活動を行う中で分業が進み、メンバー同士の相対的な位置関
係が分化していきます。これを**地位**と呼び、家庭では夫と妻、職場
では上司と部下などのように、集団はメンバーを特定の地位に位置
づけて構成されます。

　そして、人がある地位につくとそれにふさわしい行動様式を身に
つけるよう周囲から期待されるようになります。この行動様式を**役
割**と呼び、周囲からの期待を**役割期待**と呼びます。職場での「〇〇
係」と名の付く業務担当のように、仕事上の役割が明確にされてい
るものもありますが、集団の目標や課題が最も効果的に達成できる
ような役割を各メンバーが作り出していくことになります。家事は
かつて妻の地位にいる人が行うという役割期待がありましたが、夫
婦共働きが当たり前のこととなった現在、夫と妻という地位に求め
られる役割が変化し、分担して家事を行うというように変わってき
ていると言えます。

　また、私たちはたいてい同時に複数の役割を持っていますが、そ

れぞれの集団における役割期待が相反し、本人の中でその調整がうまくいかないことがあり、これを**役割間葛藤**と呼びます。例えば、期末試験の勉強に時間をもっとかけたいが、アルバイト先のシフトを減らすわけにもいかず、恋人からはもっと自分との時間を作って欲しいと言われているような場合、「大学・アルバイト先・カップル」という3つの集団における「学生・アルバイト・恋人」という役割間葛藤が生じている状態と理解されます。

E. 集団凝集性と集団規範

　集団に対して「まとまっている」「まとまっていない」といった表現を使うことがありますが、まとまりの良い集団を凝集性の高い集団と言います。**集団凝集性**とは、メンバーが集団の一員であることに魅力を感じてグループに留まろうとする力の総称です。凝集性には対人凝集性と、課題達成的凝集性の2つがあります。

　対人凝集性とは、メンバー同士が互いに好意を持つことで集団の居心地が良くなることです。**課題達成的凝集性**は、自分の目的を達成したいと考えるメンバーが、その目的達成のため集団に所属していたいと思う集団の魅力です。一般に、凝集性の高い集団ほど仕事の能率がよくなり、目標や課題の達成度も高くなると考えられます（岡, 2007）。

　また、凝集性と関連が深いのが**集団規範**です。集団が形成されていくに伴って、メンバー間に暗黙の内に共有される標準的な考え方や行動様式が形成されていきますが、これを集団規範と呼びます。集団規範を受け入れ、それに従って行動すれば集団のメンバーとして認められますが、反対に受け入れないとメンバーとして認められず、集団から無視されたり、辛い扱いをされたりするといった目に遭います。例えば仲良しグループで同じアクセサリーをつけるとか、部活の新人は練習外でも先輩を見かけたら大きな声で挨拶する、といったようなものや、大阪の串カツ屋さんの「ソース2度づけ禁止」といったものも集団規範の一種と言えます。

　集団規範を守ることはメンバーの所属意識を強めることにつなが

るので、結果、集団の凝集性が高まります。集団凝集性が高い集団ほど集団規範の影響力が強くなりますが、互いに同じ考えを持ち、同じ行動をするようにメンバー同士で期待しあうことが、斉一性の圧力となり、後述する**同調行動**につながります。

2. 社会的影響

A. 社会的促進と社会的抑制

　試験勉強をする時、友達同士で集まって勉強することがあります。情報交換や互いに問題を出し合うといった目的もあるかもしれませんが、図書館などの学習スペースで一緒に自習するだけの場合もあり、そういったことをする人たちは、人がいることで勉強がはかどると言います。反対に人がいると気が散ってしまうので、1人で勉強するのを好む人ももちろんいます。いずれにしても、私たちの行動や態度は、他の人々が単に存在しているだけでも影響を受けるということを示しています。他者が存在することによって行動が促進される現象を**社会的促進**と言い、反対に他者が存在することによって行動が妨害されることを**社会的抑制**と言います。また、社会的促進の中でも、他者に見られることでの促進効果を**観衆効果**と言い、一緒に作業をすることでの促進効果を**共行為効果**と言います。

　一般に社会的促進は単純でやりなれた作業の時に起こりやすく、複雑だったり、やりなれていない作業の時には社会的抑制が起きやすいと言われています。ザイアンス（Zajonc, 1965）は、他者の存在は自動的に動因を高め、特定の状況において個人が出しやすい反応を促す働きがあると説明しています。例えば、人前でギターの演奏をする場合を考えてみましょう。プロギタリストの場合は、腕前を披露する良い機会と捉えて演奏に向かう動因が高まり、それがよりよい演奏につながります（社会的促進）。一方、初心者が人前で演奏す

る場合は、失敗を恐れる動因を高めてあがってしまうことで、ミス
を誘引することにつながる（社会的抑制）というわけです。

B. 社会的手抜き

　複数の人間（集団）で作業を行う場合、前述のように、単純な課
題であれば**社会的促進**が生じて全体の成果は上がりそうなもので
す。しかし、個人の成果より集団全体の成果が問われる状況では、
個々人が単独で作業を行った場合に想定される成果の合計に比べ、
集団で作業を行う際の成果が低下してしまうことが様々な実験から
指摘されており、これを**社会的手抜き**と呼びます。

　ラタネら（Latané et al., 1979）は、集団による作業の成果が個人の
成果の単純な加算ではないことを以下のような実験で示しました。
実験参加者に防音室に入ってもらい「できるだけ大声を出す」「でき
るだけ大きく拍手をする」という行動を1人、2人、4人、6人で
行ってもらったところ、共同作業の人数が多くなるほど1人当たり
の音量が低下しました。人数が多くなるほど自分がどれくらい大声
を出したか、拍手をしたかはわからなくなり、「いくら頑張っても全
体にはあまり影響しない（**道具性欠如の意識**）」と感じ、やる気が下が
ります。また、「自分1人くらい本気でやらなくても大丈夫（**努力の
不要性**）」「どうせ手を抜いてもわかりっこない（**評価可能性欠如の意
識**）」という心理も働くと考えられます。

　こういった社会的手抜きを減らすためには、次のような方法が考
えられます（釘原, 2011）。
①メンバー個々の貢献の程度がわかるようにする
②課題に対し興味を持たせる
③他のメンバーも一生懸命やっているという信頼感を持たせる
④集団全体の成果がメンバーそれぞれにもわかるようにする

C. 同調

　私たちが集団の中にいる時には、元々は少数派だった自分の意見
や行動・態度などを多数派と同じ方向に変えてしまうことが往々に

して起きます。多数派の方が正しく感じられ、納得して多数派に変える場合もあるでしょうし、尊敬するメンバーが多数派の時などはその人と同じ考えでいたいという欲求から変えてしまうこともあるでしょう。しかし注目すべきは、**集団規範**が強い集団においては、メンバーが皆同じ意見や行動・態度でいるよう圧力がかかり、本当はそう思わないにもかかわらず、多数派に合わせて答えてしまうという**同調行動**が起きやすくなる場合があるということです。

　アッシュ（Asch, 1952）は、以下のような巧妙な実験を行って人の同調行動を明らかにしました。アッシュは図14-1に示すような2枚の図版を8人組の実験参加者に見せ、左の標準刺激に書いてある線分と同じ長さの線分を、右の比較刺激に書いてある3本の線分の内から見つけるよう指示をしました。

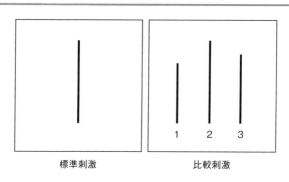

標準刺激　　　　　　　　比較刺激

図 14-1　Asch（1952）で用いた標準刺激と比較刺激

　実は8人組のうち7人はサクラ（実験協力者）で、真の実験参加者は1名だけです。正解は明らかに中央の線分2ですが、サクラの実験協力者たちは次々に誤答をしていきます。すると、最後の回答者である真の実験参加者は、単独で質問されたとしたら確実に正答できるにもかかわらず、サクラと同様に間違った答えをしてしまうのです。この結果から、多数派の回答が全員一致している場合には、それが明らかに間違っているとしても集団の斉一性の圧力から同調

行動が生じやすくなることがわかりました。また、その後の実験から、3人のサクラで斉一性の圧力は最大となり、それ以上サクラの人数を増やしても変わらないこと、サクラが1人でも別の回答をして全員一致の状態が崩れたら、同調行動が激減することなども明らかとなりました。

ドイッチュとジェラード（Deutsch & Gerard, 1955）は同調行動が起きる理由として**規範的影響**と**情報的影響**の2つをあげています。規範的影響とは集団から外れたくない、メンバーから好かれたい、という動機に基づくもので、集団の和を乱さぬよう表面上は多数派にあわせようとします。一方、情報的影響は正しい判断を下したいという動機から、多数派の判断の方が正しいとの思いで生じます。

3. 集団意思決定とリーダーシップ

A. 集団意思決定

私たちは集団を作り、家庭、学校、職場で様々な活動を行っていますが、その時必ず直面する問題として、メンバー個々人の意見をまとめて集団の方針にするという**集団意思決定**の問題があげられます。「3人寄れば文殊の知恵」の諺にあるように、1人で考える時よりも複数の人間で意見を出し合った方がよりよい結論に近づくと素朴に考えがちですが、逆に、1人の時にはしようと思わないような危険な行動や決定を集団では導き出してしまうことがあります。

集団での意思決定と一人で判断した時とを比べると、集団意思決定の方が、確率は低いが成功した時の利益が大きい危険な決定をする傾向（**リスキー・シフト**）と、（話しあう内容によっては）より慎重で保守的な決定を下す傾向（**コーシャス・シフト**）が生じうることが明らかとなりました。特にリスキー・シフトは、責任の分散が起こった場合（決定が間違っていたとしても個々人が負う責任は小さいと見なさ

れた場合等）に生じやすいと言われます。両方に共通するのは、集団での決定の方が個々の決定よりも極端になるという点で、これを**集団極性化**現象と呼びます。

　集団極性化が生じる原因には大きく**情報的影響**と**社会的比較**の2つがあると考えられています。集団での議論の際、他者の意見を聞く中で様々な考えを知ることになりますが、その中で自分の意見を支持する論拠を受け入れ、補強していくことで意見が極端になっていくというのが情報的影響です。次に社会的比較ですが、他者の意見と自分の意見を比較することで、自分の意見を支持するような意見を得て「自分の意見はそれほど変じゃない」と自信を持ったり、自分の意見を他の意見より良いものにしようと、より過激・慎重といった極端な方向に進めていく、といったことが集団極性化につながります。

　また、集団による意思決定は極端な結論になりがちなだけでなく、結論づけた内容の質が低下することも指摘されています。ジャニス（Janis, 1982）は、集団凝集性が高く、他の影響力などから切り離されている集団が外的な脅威にさらされた時、メンバー間の意見の一致を求めるあまり冷静な判断ができなくなることがあり、これを**集団思考**と名付けました。そして、典型例としてキューバ危機やベトナム戦争の泥沼化といった政治的危機を詳細に検討し、アメリカ大統領とその側近という優秀な集団であっても集団思考に陥る危険があることを指摘しています。集団思考に陥ると、①過度に楽観的となり、リスクに注意を向けなくなる、②過去の決定を再考するより正当化に終始する、③自らの集団のモラルに従う一方で、倫理的・道徳的な問題を避ける、④外部者を敵とみなす、⑤異議を歓迎しない、⑥メンバーが自分の意見を言わなくなる、といった状態が生じます。集団思考を防止するためには、①リーダーは意見を控えて公正な態度で会議に参加し、メンバーに様々な意見を出すよう促す、②事前に小さな複数の集団で議論をもんでから全体会議で検討する、③外部から専門家を招いてグループ内の主要な意見を持つメンバーと議論してもらう、などの方法があります。

B. リーダーシップ

　会社などが典型的ですが、集団・組織の活動をより効果的なものとしようとする時、私たちは集団を成功に導いてくれるリーダーを求めます。集団におけるリーダーの役割は大きく、リーダーの行動や選択が集団活動や集団成果に影響を及ぼす過程を**リーダーシップ**と言いますが、よりよいリーダーシップとは何かを明らかにするため多くの研究が行われてきました。

　研究初期の頃は、効果的なリーダーには優れた資質や特徴があるはずだと考えられ、リーダーを特徴づけるような特性を明らかにしようとしました。例えば方向性の提示、専門性、コミュニケーション能力、人間関係の調整能力などがあげられましたが、普遍的な特性として結論づけることはできませんでした。その後、リーダーの特性と成果の関連は直線的な関係というよりは、リーダーとメンバーの関係性や課題の内容によって、リーダーに求められる機能が変化すると考えられるようになってきました。こういった機能論的リーダーシップ理論に三隅（1984）の**PM理論**があります。

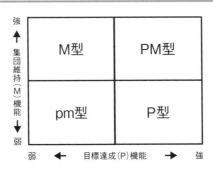

図 14-2　PM リーダーシップの類型（三隅，1984）

　PM 理論ではリーダーシップの主な機能として**目標達成機能（P機能）**と**集団維持機能（M機能）**をあげ、2つの機能の強弱で4つのタ

イプに分けました（図14-2）（図では、強い機能を大文字、弱い機能を小文字で表しています）。P機能とは、集団の目標達成を促進させる機能のことで、メンバーに対して課題を明確に伝える「**計画P機能**」と、メンバーを課題に差し向ける「**圧力P機能**」があります。

一方、**M機能**は**集団凝集性**を維持し高める機能で、具体的にはメンバーが作業しやすいような物理的・人的環境を調整したり、メンバーの相談に乗るなどのケアをしたりといった行動が含まれます。フィールド調査の結果、組織、集団の種類に関わらずリーダーシップの効果はPM型のリーダーが最も高く、pm型が最低となりました。P型は課題優先だが集団をまとめる力が弱いタイプで、短期間での課題達成はできるものの、長期的にはグループ内の人間関係が悪くなるため良くないと言えます。M型は集団をまとめる力はあるものの、なかなか成果の達成につながらないタイプで、短期間では成果が上がりませんが、長期的にはP型よりも成果が上がるともされています。

その後の研究では、リーダーが一定の機能を果たすというよりも、集団の成熟度やメンバーの能力や意欲の程度によって適したリーダーシップも変わると考える状況論的理論が登場するようになり、代表的なものに**状況即応モデル**があります（山口, 2008）。図14-3のリーダーシップのライフ・サイクル理論では、集団の発達プロセスを第Ⅰ〜第Ⅳ段階の4段階に分けて、それぞれの段階で有効なリーダーシップのタイプがあることが述べられています。なお、図内の波線は段階の推移を示しています。

第Ⅰ段階は集団が形成されたばかりで作業も十分にできない未熟な段階のため、各メンバーの役割を具体的に指示する教示的なリーダーシップが有効とされます。第Ⅱ段階ではメンバー同士が共同して作業できるようになってきますが、能力がまだ途上のため、各メンバーの役割について、メンバー各自が納得しながら進めていけるよう丁寧に説明する説得的なリーダーシップが求められます。第Ⅲ段階では、メンバーのスキルも成熟してくるため、リーダーはそれまでの指示や説得などのリーダーシップではなく、メンバーの自主

性を重んじる参加型に移る方が有効です。第Ⅳ段階では、いよいよ能力が充実しますがメンバーの意欲が低下していきます。そのため、リーダーはメンバーにリーダーの活動を委譲し、メンバーが主体的に活動できるよう見守ることが大事であるとされています。

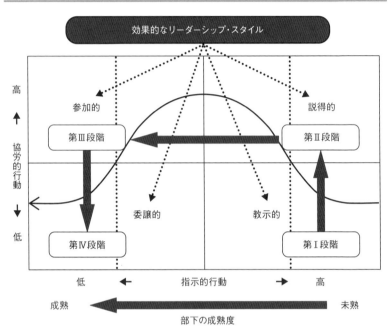

図 14-3　リーダーシップのライフ・サイクル理論（山口，2008）

4. まとめ

　本章で取り上げた様々な集団心理をめぐるトピックが、看護学生とどのように関わってくるでしょうか。冒頭の例に限らず、看護学生のキャンパスライフでは集団で活動する機会が多くあります。友

達グループやクラブ・サークル活動などではもちろんのこと、特に看護のカリキュラムにはグループワークや実習といった集団学習の時間が多く盛り込まれているため、その中で集団心理が働くような場面に遭遇することは多いでしょう。

　また、看護師になってからも、チーム・組織の一員として看護スタッフ、医師、コメディカルらと協働・連携して仕事に従事することになります。このように、看護のキャリアには集団がついてまわります。個人と集団の相互作用からどのようなことが起きるのかをよく理解しておくことは、学生の間だけでなく働き始めてからも役に立つでしょう。

参考文献

Asch, S. E.(1952). *Social psychology*. New Jersey：Prentice Hall.

Deutsch, M., & Gerard, H. B.(1955). A study of normative and informational social influences upon individual judgement. *Journal of Abnormal and Social Psychology*, **51**, 629–636.

Janis, I. L.(1982). Victims of Groupthink（2nd ed.）. Houghton-Mifflin.

釘原直樹（2011）．グループ・ダイナミックス──集団と群集の心理学　有斐閣

Latané, B., Williams, K., & Harkins, S.(1979). Many hands make light the work：The causes and consequences of social loafing. *Journal of Personality and Social psychology*, **37**, 822–832.

三隅二不二（1984）．リーダーシップ行動の科学　有斐閣

岡隆（指導）（2007）．安藤清志（監修）　⑧集団と人間　ビジュアル社会心理学入門（DVD）　サン・エデュケーショナル

山口裕幸（2008）．チームワークの心理学──よりよい集団づくりをめざして　セレクション社会心理学 24　サイエンス社

山口裕幸（2013）．集団　内田伸子・繁桝算男・杉山憲司（編）　最新心理学事典　平凡社

Zajonc, R. B.(1965). Social Facilitation. *Science*, **149**, 269–274.

演習授業用課題

◆家族、学校、職場など、人はその人生（ライフ・サイクル）でどのような集団に所属することになるのか、また、それぞれどのような特徴があるか考えてみましょう。

◆コロナ禍を経て、大学の講義もオンライン形式で実施するようになりました。対面形式とオンライン形式の講義とを比較して、グループワークで生じる集団の影響過程（社会的促進、社会的手抜き、同調、集団思考など）はどのように異なるか考えてみましょう。

推薦図書

本間道子『集団行動の心理学』（サイエンス社，2011）

　集団行動に関する社会心理学的研究について、集団研究の基本的枠組、集団形成の過程、集団内の影響過程、集団の生産性、集団意思決定、集団間関係、といった主要なトピックから解説しています。コンパクトかつバランスよくまとめられているので、集団研究の全体図がつかみやすくなっています。

釘原直樹『人はなぜ集団になると怠けるのか』（中公新書，2013）

　本章で扱った「社会的手抜き」のメカニズムについて、社会心理学での研究結果を踏まえながら、身近な生活場面から、プロスポーツや選挙などの社会現象まで取り上げてわかりやすく説明しています。また、単に「社会的手抜き」をネガティブなものとして述べるだけでなく、その多面的な役割にも触れているのも興味深いです。

山口裕幸『チームワークの心理学』（サイエンス社，2008）

　看護師の仕事では、患者への個別の支援スキルだけでなく、他のスタッフと共にチームとして協働するスキルも求められます。本書は社会心理学的観点から、チームワーク、リーダーシップについての様々な研究が紹介されており、効果的なチームワークとはどのようなものか考える際に様々な示唆を与えてくれます。

グループと看護

大場良子

　グループは適切な環境のもとでチームへと成長します。筆者の大学で導入している専門職連携教育（Interprofessional Education：IPE）では、チーム医療に必要な連携や協働を学ぶために、多学科混成で実習を行い、4年生になると、他大学の学生と現場に出向きます。こうした取り組み（Interprofessional Work：IPW）では、専門職として患者の要望に合わせ、考え方や方針をすり合わせる実践を通し、問題解決のプロセスと同時にチーム形成の深化を体験します。筆者はこれまでファシリテータとして実習に関わり、その過程を見てきました。その中から、いくつかの事例をご紹介します。

グループの成長過程とグループダイナミクス

　タックマン（Tuckman, 1965）は、グループの成長段階を以下の4つに分けて説明しています。①**形成期**（メンバーが集められ関係性を築く）、②**混乱期**（メンバーの考え方の枠組みや感情がぶつかり合う）、③**統一期**（共通の規範や役割分担が構築される）、④**機能期**（チームとして機能し、成果を出していく）。チームは自然に形成されるものではなく、チームになっていく過程があります（田村，2012）。機能的なチームとして成長するには、時間の経過に加え、各時期にメンバー同士がどのように関わるかが重要です。

（1）チームビルディングのための効果的な課題

　IPW実習は、お互いをほぼ知らない状態から始まるため、形成期での関係性づくりは重要です。筆者の大学では、チームビルディング促進のための課題として、グループの命名やルールづくり、リフレクションを重視しています。あるグループは、力を合わせて頂上を目指すという意味を込め「富士山」というグループ名を付け、「相手の話をよく聞く」などをルールに掲げていました。こうした課題

を経て、グループの凝集性が高まり、連帯感が生まれます。実習終了後は、体験の気づきだけでなく、グループの変化についてもメンバーで共有します。リフレクションによる体験の意味づけは、チーム形成に大きな影響を与えます。

（2）個人の葛藤と向き合い、メンバー間で葛藤を乗り越える

　形成期〜混乱期にある学生は、お互いにどんな人かを確かめ、自身が貢献できることや専門性の表現方法を模索します。この過程で生じやすいのが葛藤です。これまでの実習では、医療福祉系以外の大学の学生が自分の役割を見出せないような時、チーム形成が停滞するという経験をしました。しかし、ある学生の「医学的な知識はないけど、○○ならできる」という発言で、チーム形成が促進したことがありました。自分の弱みと強みを素直にメンバーに伝えたことで役割の柔軟性が得られ、チームワークが促されたと考えられます。一方、専門性を重視するあまり役割に拘束され、柔軟な意見交換ができない場合もあります。専門職の前に一人の人間としてどう感じたかを話し合い、個人の葛藤を解消することが、メンバー間の葛藤の解決にもつながると考えます。

（3）チームの舵取りは誰が担うのか？

　IPWにおけるリーダーはメンバー間の協働を促進する役割を担います（田村，2012）。筆者が担当した実習では、誰か一人がグループを仕切るのではなく、メンバー各人が自分の力を発揮するというリーダーシップが中心でした。本来、リーダーシップとは、集団の目標達成に向けての諸活動に影響を与える過程です（山口，2017）。これからのチーム医療は、特定のリーダーだけが主導するのではなく、患者や家族のニーズ、その時々の状況に応じてリーダーが変わる柔軟性が必要であると考えます。

【参考文献】

田村由美（2012）．新しいチーム医療　看護の科学社

Tuckman, B. W.(1965). Developmental sequence in small groups. *Psychological Bulletn*, **63**, 384–399.

山口裕幸（2017）．チームワークの心理学　サイエンス社

第 15 章

災害心理

齋藤和樹

　東日本大震災の時、子どもだった私は、報道で災害救護活動にあたる看護師の姿を見て、看護師を目指した。看護学生となった今、また新たな大災害が心配されている。大学のカリキュラムに災害看護学という科目があることも知った。病院で患者さんのケアをすることはもちろんだが、災害時に被災者の心身のケアができる看護師になることも私の目標の1つだ。

日本の歴史上、例を見ないほどの被害を出した東日本大震災の後も、多くの災害が日本で起きています。日本では、1995 年の阪神・淡路大震災以降、災害時の「**こころのケア**」が注目されてきました。この章では、災害大国と言われる日本における災害時の「こころのケア」とは何か、その対象、被災者や救援者のストレスなど看護学生として身につけておきたい事柄を学びます。

1. 災害とは

　災害は、災害対策基本法で「暴風、竜巻、豪雨、豪雪、洪水、崖崩れ、土石流、高潮、地震、津波、噴火、地滑りその他の異常な自然現象又は大規模な火事若しくは爆発その他その及ぼす被害の程度においてこれらに類する政令で定める原因により生ずる被害」と定義されます。それは、「被災地域の対処能力をはるかに超えた、生態学的・心理社会的に重大な崩壊」の状態です。さらに、災害は、自然災害と人為災害に分けられます。自然災害には、地震、津波、台風、洪水、土砂崩れ、雪崩、火山の噴火などが含まれます。人為災害は、大型交通災害（航空機墜落事故や列車事故など）と特殊災害に分けられます。

　特殊災害は、NBC 災害とも呼ばれ、核（nuclear）、生物兵器（biological）、化学物質（chemical）による災害のことを言います。

　最近は、CBRNE（「シーバーン」と発音する）災害とも呼ばれます。CBRNE は、化学（chemical）、生物（biological）、放射性物質（radiological）、核（nuclear）、爆発物（explosive）の頭字語です。NBC 災害や**CBRNE 災害**には、事故からテロリズム、事件まで幅広い事象が含まれます。

災害は英語で disaster と言います。この語源は、「悪い星回り」という意味です。一般に、災害時は同時に多数の人が被害を受けますが、日常、人が病気になるとかケガをするという場合も当事者にとってそれは不運なことで、個人的な災害と理解することもできます。そう考えると、日常の看護と災害時の看護の共通性や連続性を見出しやすくなるかもしれません。

2. 災害時の「こころのケア」

A.「こころのケア」とは

阪神・淡路大震災を契機に、わが国でも災害時の「**こころのケア**」に注目が集まるようになりました。しかし、その実態はどういうことなのかわかりにくい面があります。ここでは、いくつかの国際規準を参考に災害時の「こころのケア」とは何かを理解しましょう。

IASC（Inter-Agency Standing Committee／機関間常設委員会）は、1992年に人道支援の連携・調整強化を求める国連総会決議によって設立され、「災害・紛争等緊急時における精神保健・心理社会的支援に関する IASC ガイドライン」を作成しました。**IASC ガイドライン**では、精神保健・心理社会的支援（Mental Health and Psychosocial Support: MHPSS）という用語が用いられています。MHPSS は、「心理社会的によい状態を保持・促進し、精神疾患を予防・治療することを目的とする被災地の内外からのあらゆる種類の支援」と定義されています。

2016 年にスフィア・アソシエーション（Sphere Association）と改称したスフィア・プロジェクト（The Sphere Project）は、NGO のグループと赤十字・赤新月社運動によって 1997 年に開始され、「人道憲章と人道対応に関する最低基準」（**スフィア・ハンドブック**）を作成しました。これは、各支援団体が共有すべき人道支援の主要分野全般に

関する最低基準を定めたものですが、メンタルヘルスに関しては、IASC ガイドラインを準用しています。

　国際赤十字・赤新月社連盟（International Federation of Red Cross and Red Crescent Societies: IFRC）の心理社会的支援リファレンスセンター（Reference Center for Psychosocial Support）の「コミュニティに根ざした心理社会的支援」のマニュアルでは、心理社会的支援を「個人、家族およびコミュニティの心理的欲求と社会的欲求の両方に対処する行動である」と定義しています。すなわち、被災者に対してコミュニティと個人の**レジリエンス（回復力）**を促進させ、**心的外傷（トラウマ）**から病的状態になることを予防するアプローチと言えます。IFRC も IASC ガイドラインの作成に参加していますので、「こころのケア」に関しては、基本的に同じ考え方です。ここで、国際規準では「こころのケア」という用語を用いていない点に注意してください。

　図15-1 は、IASC ガイドラインの災害・紛争時における精神保健・心理社会的支援の**介入ピラミッド**に加筆したものです。第１層の基本的サービスと安全は第一に提供すべき内容です。この層なしには、「こころのケア」は成り立ちません。被災者のストレス緩和のためには、この層は、非常に重要であり、広い意味ではここから「こころのケア」が始まると言えます。

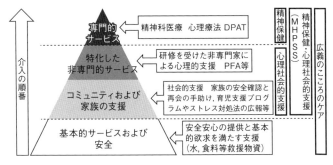

図 15-1　介入ピラミッド（IASC ガイドライン［2007］災害・紛争時における精神保健・心理社会的支援に加筆）

みる	»安全確認 »明らかに急を要する基本的ニーズがある人の確認 »深刻なストレス反応を示す人の確認	
きく	»支援が必要と思われる人びとに寄り添う »必要なものや気がかりなことについてたずねる »人びとに耳を傾け，気持ちを落ち着かせる手助けをする	
つなぐ	»生きていく上での基本的なニーズが満たされ，サービス 　が受けられるよう手助けする »自分で問題に対処できるよう手助けする »情報を提供する »人びとを大切な人や社会的支援と結びつける	

図 15-2　PFA（WHO，2011）

　第2層から第4層までが MHPSS と言われる部分です。その中の第2層と第3層が心理社会的支援で、狭義の「こころのケア」と言える部分です。ここでは、PFA（Psychological First Aid）を行うことが推奨されています。PFA にはいくつかの種類がありますが、WHO の PFA が代表的です。WHO の PFA は活動前の「準備（prepare）」と「みる（Look）、きく（Listen）、つなぐ（Link）」の3つの行動原則（3L）からなっています（図 15-2）。

　第2層は社会的支援ネットワークの構築と活性化と捉え、コミュニティ作りや地域が元気になる活動全般と理解すると、看護師や看護学生にもできることがいろいろ考えられるでしょう。

　第3層では、災害時の心理社会的支援について研修を受けていれば、看護師や看護学生にもできることがたくさんあります。日本赤十字社の救護班員は、職種に関わらず災害時の「こころのケア」について研修を受けることになっていますし、被災地で活動する「こころのケア」要員の大多数は看護師です。

　第4層では、精神科の医師による薬物療法や公認心理師・臨床心理士等の専門家による心理療法等が行われます。東日本大震災後に導入された DPAT（Disaster Psychiatric Assistance Team：災害派遣精神

医療チームで「ディーパット」と発音する）は、精神科医、看護師、業務調整員（事務員）などからなる精神医療の専門家チームです。看護師は、第4層のみで活動すると思われがちですが、看護の知識と技術があれば、実は、第1層から第4層までどの層でも活躍できるのです。

「こころのケア」と言うと、カウンセリングや心理療法などをイメージする人も多いかもしれません。しかし、ストレス軽減のために行われるすべての活動が広い意味で**こころのケア**につながります。実際には、呼吸法や漸進的筋弛緩法といった身体的リラクゼーションなどもよく行われます。

B. ケアの対象者

「こころのケア」は、どのような人を対象に行われるのでしょうか？　図15-3に示すように、対象者は少し複雑です。第一に被災者にケアが行われるのは、もちろんですが、「Ⅰ」のように、被災地の警察官、消防署員、役場職員、病院職員などのように、被災者でありながら救援者でもあるという人々がいるということに注意が必要です。「Ⅱ」「Ⅲ」「Ⅳ」には、航空機事故を起こした航空会社の社員等や原子力発電所事故を起こした電力会社の社員等が想定され、配慮が必要です。「こころのケア」は、すべての被災者と救援者に行わ

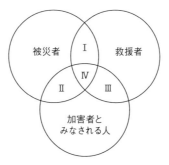

図15-3　こころのケアの対象者（日本赤十字社，2012を改変）

れるのが基本です。

3. 被災者のストレスとストレス反応

A. 被災者のストレス反応

　災害に遭った人々は、自律神経の交感神経優位の状態になります。この状態を「**闘争・逃走反応**」と言います。つまり、「闘う」か「逃げる」かというほどの興奮状態です。このような状態では、「身体」「思考・認知」「情動」「行動」に反応が起こります（表15-1）。

表15-1　ストレス反応

(1) 身体的反応	血圧の上昇、食欲不振、倦怠感、睡眠障害、頭痛、下痢など
(2) 思考・認知的反応	意欲・判断力・集中力・感情統制力・現実感の低下、悪夢、侵入症状、フラッシュバックなど
(3) 情動的反応	不安、怒り、罪悪感、悔恨など
(4) 行動的反応	攻撃的行動、過度の活動性、落ち着きのなさ、多飲過食など

　災害時にこのストレス反応が問題となりますが、ほとんどの被災者は、「異常な事態における正常な反応」を示しているのです。反応自体は異常ではないので、多くの被災者のストレス反応は時間とともに落ち着いていきます。中には、やや強いストレス反応を示す人がいますので、個別の対応が必要になります。これらの対応には、必ずしも精神医学や臨床心理学の専門家が必要ではなく、しっかりと教育や研修を受けていれば、ボランティアなど非専門家でも充分に対応ができます（図15-4）。

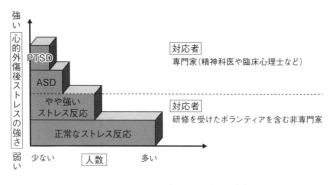

図 15-4　こころのケアの対象と対応者

　あまりに過酷な体験をした場合、**PTSD（Post Traumatic Stress Disorder：〈心的〉外傷後ストレス障害）**という病気になる人がいます。PTSDとは、自分が死ぬような目にあったり、他人が死ぬ、あるいは死にかけるような場面を目撃した人が、①侵入症状や再体験（思い出したくないのに被災状況を思い出してしまう、フラッシュバックなど）、②回避（被災した場所に行けないなど）、③認知と気分の陰性の変化（自分が悪い、自分は幸せになれないと思い込むなど）、④過覚醒（ちょっとしたことに過剰に驚く、眠れないなど）の症状のため、日常生活に支障をきたす状態が1ヵ月以上続くことです。PTSDは、WHOの診断基準であるICDやアメリカ精神医学会（APA）の診断基準であるDSMを用いて精神科の医師によって診断され、専門家によって治療されなければなりません。なお、PTSD様の症状があり、発症から1ヵ月未満の状態にはASD（Acute Stress Disorder：急性ストレス障害）という診断がつくことがあります（**図 15-4**）。ASDやPTSDの診断の際には、「改訂　出来事インパクト尺度（IES-R）」が実施されることがあります。

　ASDもPTSDも個人の脆弱性の問題というよりも、体験した出来事の衝撃が大きすぎて、個人の対処能力を超えたために起きる病気です。したがって、災害に遭えば誰でも発症する可能性があります。

B. 被災者と喪失

　災害は、多くの喪失をもたらします。被災者は、家族、大切な人、家や財産、仕事などを失います。その人にとってかけがえのない何かが失われた（奪われた）状態を「**対象喪失**」と呼びます。家族や大切な人が行方不明になっている状態での喪失体験を「**曖昧な喪失**」と言います。災害時の喪失は突然訪れるため、ショックで茫然自失の状態になったり、興奮してパニック状態になることもあります。また、起こったことを否認したり、怒ったり、亡くなった家族が生き返ってくるという起こりえないことを夢想したり、抑うつ状態になったりします。さらに、生き残ったことを後悔したりします。例えば、災害で子どもを亡くした親は、子どものかわりに自分が死ねばよかったと自責の念を持ったりします。これを「**サバイバーズ・ギルト**」と言います。

　このような喪失よる心理社会的・身体的反応を「**悲嘆反応**」と言います。家族や愛する人との死別後の遺族の悲嘆への援助を、「こころのケア」の中でも特に**グリーフ（悲嘆）ケア**と言います。遺族などが、自分なりの悲嘆のプロセスをたどっていくこと（「喪の作業」とか「**グリーフワーク**」と言います）をサポートすることが目的です。このようなグリーフケアを行うために、日本でも DMORT（Disaster Mortuary Operational Response Team：「ディモート」と発音する）が活動しています。

C. 時間の経過による被災者のストレス

　災害からの時間経過によって、被災者のストレスは変化していきます（表15-2）。生活再建ストレスは、長期にわたって続く場合があります。また、被災者が日常生活を取り戻し、コミュニティがその機能を取り戻すまでには、概ね**表15-3**のような経過をたどると言われます。

表15-2　時間経過による被災者のストレス

危機的ストレス ＝トラウマ的ストレス	生活環境ストレス ＝避難所ストレス	生活再建ストレス
・災害の恐怖体験 （生死の危機にさらされる、大事な人の危機に遭遇する等）	・ライフラインの破壊 （電気・ガス・水道等の供給が絶たれる）	・家屋の損壊 （家の修繕・再建費用の捻出等）
・喪失、悲嘆体験 （家族や親しい人を失う、家や財産を失う等）	・過酷な避難生活 （集団生活、プライバシーの欠如、水・食料・生活物資の不足、トイレ・入浴の困難等）	・生活手段の喪失 （仕事を失う、収入が減る等）
・被害のショック （見慣れたの景色の破壊等）	・治療／介護の中断	・行政サービスの遅れ ・先の見えなさ

表15-3　被災者と地域の回復過程

発災直後	英雄期	多くの人が危険をかえりみず人助けをするなど勇気ある行動をとる一方、茫然自失となることもある
1週間〜6ヵ月	ハネムーン期	大変な体験をした被災者たちが強い連帯感を感じ、お互い助け合いながら困難を乗りこえていく時期
2ヵ月〜1、2年	幻滅期	支援が行き届かないことや行政サービスの遅れへの不満が噴出したり、それぞれの被災者の置かれた状況の違いから被災者同士のトラブルなども起こる
年単位	再建期	被災地に日常が戻りはじめ、被災者も生活の立て直しをはじめる

4. 救援者のストレスとケア

　「救援者は“隠れた被災者”」と言われますので、救援者のメンタルヘルスにも十分配慮する必要があります。被災地の外部から派遣される救援者も被災地の惨状を目の当たりにします。こういう惨状にさらされて起こるストレスを「**惨事ストレス**」と言います。

　「こころのケア」では、被災者の悲惨な話を傾聴し、共感するということも行われます。そのために、あたかも自分が被災者と同じ体

験をしたかのように感じて傷つく「代理トラウマ」が起こったり、もはや共感的には傾聴できなくなる「共感性疲労」が起こったりします。このように、自分が被災していない救援者が受けるストレスを「二次的外傷性ストレス」とも言います。救援者が受けるストレスに上手に対処できないと「**燃え尽き（バーンアウト）**」てしまい、救援者としての役割を果たせなくなってしまいます。また、救援者には表15-4のようなストレスもあります。

表15-4 救援者のストレス

ストレスの分類	内 容
危機的ストレス	・遺体や悲惨な状況を目撃することなど
累積的ストレス	・被災地での救護活動の困難さや任務上のプレッシャーなどのストレスの蓄積
基礎的ストレス	・職場を離れ、慣れない被災地で救護活動を行わなければならない ・特殊な状況での共同生活で睡眠や休息が充分に取れないことがある ・チーム内の人間関係がうまくいかない場合もある

5. 心的外傷後成長

1980年代の終わりごろから心理学で、苦しみを経験した後の心の成長に関する研究が増え始めました。災害などの逆境からでも何か得られるものを探そうという発想の中から「**PTG（Post Traumatic Growth：心的外傷後成長）**」という概念が生まれました。宅（2014）は、「PTGとは、非常につらい出来事をきっかけとした、苦しみや精神的もがきの中から、人間としての成長が経験されること」と述べています。

災害に遭い、つらく苦しい経験をしても、適切な支援や援助があれば人はそれを乗り越え成長する存在であるという人間観を持つことは、看護師を目指す学生にも必要なことではないでしょうか。な

お、PTG を評価する尺度としては PTGI（Post Traumatic Growth Inventory）が、現在最もよく使用されています。

6. 災害としての感染症

A. 新型コロナウイルス感染症

　新型コロナウイルス感染症（COVID-19）は、2019 年 12 月に中華人民共和国湖北省武漢市で初めて確認されて以来、世界的に感染が拡大しました。WHO は 2020 年 3 月 11 日に「世界的大流行（パンデミック）」を宣言し、日本は同年 2 月 1 日に指定感染症および検疫感染症に指定しました。厚生労働省の調査では、日本での感染の累積人数は 3,380 万 3,572 人、死亡者の累積人数は 7 万 4,694 人（2023 年 5 月 9 日現在：厚生労働省，2023）を数えました。

　感染拡大防止のため日本政府は、不要不急の外出を避ける自粛生活を推奨し、世界の各国も stay home を呼びかけました。大学などではオンライン授業が取り入れられ、医療系大学では病院実習を学内実習に変更したところもありました。企業では在宅勤務を取り入れたところもあります。

　COVID-19 の感染経路は、飛沫感染、エアロゾル感染、接触感染なので、感染予防のため、マスク着用や手洗い・うがいが奨励されました。また、ソーシャルディスタンスを保ち、2 m 離れて会話をすることや、3 密（密閉、密集、密接）を避けることも推奨されました。会食の自粛が求められ、飲食業は大きな打撃を受けました。黙食や個食という言葉も広まりました。インバウンドと呼ばれる海外から日本を訪れる外国人の観光旅行も減り、観光業や小売業なども大きな痛手を負いました。政府は様々な助成金を出しましたが、経済は停滞しました。

　感染者が増えるにつれて医療体制の逼迫と病院や保健所などの医

療従事者の疲弊が問題になりました。行政からの要請に応じて、保健師の資格を持つ大学教員が保健所業務の支援に行った所もあります。日本では異例の早さでワクチンが承認されたり、治療薬が承認されたりもしました。また、ワクチン接種推進担当大臣が新設されたりもしました。

　2020年に予定していた東京オリンピックの開催は1年延期され、開会式をはじめほとんどの競技は無観客で行われました。COVID-19のパンデミックは、日本国内だけでなく世界的に様々な面で大きな影響を与えました。これは、一種の災害と考えることができます。

B. 感染症のパンデミックによる心理社会的影響

　未知のウイルスによる感染症には3つの側面があります。1つ目は「生物学的感染症」です。これは、ウイルスによって引き起こされる「疾病」そのものです。2つ目は、「心理的感染症」です。これは、ウイルスが目に見えないこと、治療法が確立されていないことによって生まれる強い「不安や恐れ」です。人間には、未知のものを恐れる傾向があるので当然のことです。3つ目は、「社会的感染症」です。不安や恐怖が「嫌悪・差別・偏見」を生み出します。その背景には、未知のウイルスに対する恐怖心が自己保存本能を刺激して、ウイルスを遠ざけたいという心理や、特定の対象をウイルスと関連づける心理が働いていると考えられます。

　COVID-19のパンデミックによって、世界中に恐怖や不安が広がりました。このような不安や恐れを低減するためには、信頼できる情報源から正しい情報を得ることが重要です。また、不安や恐怖を感じる情報を遮断して触れないようにするということも大切です。

　不安や恐怖が引き金となって感染者が差別されたり、集団感染が発生した場合には風評被害を受けたりした所もあります。また、信じられないことに、患者の治療のために自分の身を危険にさらして活動する医療従事者や医療機関に対しても差別や偏見の目が向けられました。医療従事者が「バイ菌」扱いされたり、子どもの保育園

や幼稚園から登園の自粛を求められたりするなど、医療従事者の家族にまで被害が及ぶ事態となりました。そのため、日本災害医学会が「新型コロナウイルス感染症対応に従事する医療関係者への不当な批判に対する声明」を出すに至りました。看護師などの医療従事者は、パンデミックの発生以来なかなか収束が見えない状況下で強い緊張感とストレスを抱えて仕事をしてきたのです。

　このように困難な状況下で仕事のストレスを低減し、医療従事者自身のこころの健康を維持するためには、身体的安全の確保や職務遂行に必要な技能の補強や環境整備は不可欠です。また、個人のセルフケア、いわゆるストレスマネジメント能力も重要となります。さらに、家族や上司・同僚からのサポートや、職場という組織からのサポートも大切です。

参考文献

American Psychiatric Association（2013）．*Diagnostic and Statistical Manual of Mental Disorders*（5th Edition）. Arlington, VA：American Psychiatric Publishing.
（アメリカ精神医学会／日本精神神経学会（監修）髙橋三郎（監訳）（2014）．DSM-5 精神疾患の診断・統計マニュアル　医学書院）

Inter-Agency Standing Committee（2007）．*IASC Guidelines on Mental Health and Psychosocial Support in Emergency Settings*.
（機関間常設委員会（2007）．災害・紛争等緊急時における精神保健・心理社会的支援に関する IASC ガイドライン, https://saigai-kokoro.ncnp.go.jp/document/pdf/mental_info_iasc.pdf）

International Federation of Red Cross and Red Crescent Societies Reference Centre for Psychosocial（2009）．*Community-based psychosocial support-Participant's book*. https://www.rcrc-resilience-southeastasia.org/document/community-based-psychosocial-support-participants-book/
（IFRC／齋藤和樹・槙島敏治（訳）（2020）．コミュニティに根ざした心理社会的支援　受講者用読本, https://www.jrc.ac.jp/application/files/5216/0738/8665/community-based-psychosocial-support-particlpants-book.pdf）

International Federation of Red Cross and Red Crescent Societies Reference Centre for Psychosocial（2019）. A Short Introduction to Psychological First Aid. https://pscentre.

org/?resource＝pfa-a-short-introduction & wpv_search＝true & selected＝single-re
source

　（IFRC／齋藤和樹（訳）（2021）．サイコロジカル・ファーストエイド（PFA）ガイ
　ド要約版、https://www.jrc.ac.jp/application/files/4116/4550/0014/pfa-guide.pdf）

金吉春編（2006）．心的トラウマの理解とケア（第2版）　じほう

厚生労働省（2023）．データからわかる―新型コロナウイルス感染症情報―
　https://covid19.mhlw.go.jp/（2023年7月1日）

槙島敏治・前田潤編（2004）．災害時のこころのケア　日本赤十字社
　（http://www.jrc.or.jp/vcms_lf/care2.pdf）

日本赤十字社（2020）．新型コロナウイルス感染症（COVID-19）に対応する職員のた
　めのサポートガイド　日本赤十字社
　（https://www.jrc.or.jp/saigai/news/200330_006139.html）

日本赤十字社（2012）．こころのケア研修マニュアル（救護員指導用）平成24年6月
　改訂版　日本赤十字社

日本赤十字社(2023)．災害時のこころのケア――日本赤十字社の心理社会的支援　日
　本赤十字社

日本心理臨床学会（監修）・日本心理臨床学会支援活動プロジェクト委員会編（2010）．
　危機への心理支援学――91のキーワードでわかる緊急事態における心理社会的
　アプローチ　遠見書房

宅香菜子（2014）．悲しみから人が成長するとき――PTG　風間書房

The sphere Project（2011）. *Humanitarian Charter and Minimum Standards in Humanitarian
　Response 2011 edition.*
　（特定非営利活動法人難民支援協会編（2012）．スフィア・プロジェクト　人道憲
　章と人道対応に関する最低基準，https://www.refugee.or.jp/sphere/The_Sphere_
　Project_Handbook_2011_J.pdf）

World Health Organization（2011）．*Psychological first aid：Guide for field workers.*
　（WHO編　金吉晴・鈴木友理子（監訳）心理的応急処置（サイコロジカル・ファー
　ストエイド：PFA）フィールドガイド，https://saigai-kokoro.ncnp.go.jp/pdf/who_
　pfa_guide.pdf）

全国赤十字臨床心理技術者の会編(2013)．総合病院の心理臨床――赤十字の実践　勁草書房

演習授業用課題

◆ 普段ストレスを感じた時に、自分たちはどのように対処しているのか話し合ってみましょう。

◆ IASC ガイドラインの介入ピラミッドで、看護師は具体的にどのような活動ができるのか話し合ってみましょう。

◆ 過去の災害にどのようなものがあるのか調べてみましょう。

推薦図書 📖

石巻赤十字病院・由井りょうこ『石巻赤十字病院の 100 日間』（小学館, 2011）

　東日本大震災時の石巻医療圏で被災による損傷を免れた石巻赤十字病院は、続々と運ばれてくる傷病者と全国から救援に入った医療救護者たちであふれかえりました。被災地病院の大奮闘を記録した貴重な本です。

飛鳥井望監修『PTSD とトラウマのすべてがわかる本』（講談社, 2007）

　PTSD 研究の第一人者が、PTSD の症状・診断・治療について、イラストを用いてわかりやすく解説しています。トラウマ、ASD、PTSD について学ぶ入門書として適しています。

白川美也子『赤ずきんとオオカミのトラウマ・ケア──自分を愛する力を取り戻す[心理教育] の本』（アスク・ヒューマン・ケア, 2016）

　精神科医師で臨床心理士でもあるトラウマ・ケアの専門家が、「赤ずきん」の物語を使いながら最新のトラウマ・ケアや PTSD の知見についてやさしく解説しており、読みやすくてよい本です。

災害看護と心のケア

内木美恵

　災害により、生命への恐るべき脅威を体験し、愛する者、家、財産、近隣、生計などを失った人たちにとって、その心の痛みは深刻です（Raphael, 1989/1986）。このことは周知ではありますが、支援者は時に、被災地で救助にあたる市町村職員もまた被災者だということを忘れたかのように接してしまうことがあります。その行動が被災により傷ついた被災地の行政職員の心をさらに傷つけます。

　私は2016（平成28）年熊本地震において、3ヵ月間、日本赤十字社の避難所支援プロジェクトの一人として活動しました。その際、事前調査として、被災した市町村の避難所を数ヵ所訪問しました。発災から2週間程度が経過していましたが、廊下やロビーにまで人が溢れ、被災者の生活スペースとなっていました。

　A町のある避難所でのことです。避難所の運営を行うA町役場職員は、ひっきりなしに訪れる支援関係者の対応に追われている様子でした。1時間ほど待つと、ようやくB課長が対応してくれました。B課長は「すみません。避難所の中が人で溢れていて、生活空間や衛生状態に問題があることはわかっているのですが、まだ、どうにも対策が立てられていません。先日、（災害被災者支援に関する）偉い先生から"何をやっているんだ"とえらくお叱りを受けました。お恥ずかしい状況です。でも、どうしていいか悩むばかりで、時間だけが過ぎていくんです」と勢いよく話し始めながらも、徐々に声が小さくなっていきました。その時、B課長の自宅は倒壊して住むことができず、家族は別の避難所で生活していたのです。それでもB課長は、家族のことを後回しにし、行政職員として避難所の運営にあたっていました。

　B課長は避難所の被災者支援に問題を感じながらも、できていない状況を私たちに見せることを恥ずかしいと思っているようでし

た。それに加えて、災害の専門家から叱られたことは、被災者でも
あるB課長にとって、できていないことのダメ押しのようになり、
辛くなっているのではないかと感じられました。宮地（2011）は、正
しいことであっても、被災者にはいわれたくないことがあり、指摘
されることで屈辱的に感じることがあるといいます。B課長は、怒
られたことで、傷つき、支援への意欲が減退していたのではないか
と考えられます。一方で、この災害被災者支援専門家の態度も理解
できます。支援者は、被災者を助けたいためにサポーティブな感情
の継続的供給により、いつしか疲れ、相手に対して怒ることがあり
ます（小西，2012）。この専門家も、何とかしたいという強い気持ち
から、B課長を怒ってしまったのではないかと思われます。

　この事例から、支援者の何とか被災者を助けたいという気持ち
が、時にネガティブな言葉や強い態度として現れることがわかりま
す。災害対応に多くの経験があり、災害を熟知している専門家で
あっても、助けたい気持ちで一杯になり、無意識のうちにこのよう
な言葉を発する可能性があります。支援に訪れた人の言葉が被災し
た支援者の心を傷つける――。支援者の何とかしたい気持ちを怒り
としてぶつけても、何の支援にもなりませんし、反対に傷つけるこ
とを自覚しなくてはいけません。故に、被災した支援者への接し方
としては、彼らを傷つけることがないよう留意し、少しでも意欲が
増すような言葉かけや態度が重要です。支援を行う時には、同じ支
援を行う者の中にも被災者がいること、被災者支援を行うことで自
分の心理状態がネガティブになりやすいことへの認識が必要です。

【参考文献】
小西聖子（2012）．トラウマの心理学　NHK出版　195.
宮地尚子（2011）．震災トラウマと復興ストレス　岩波書店　31.
Raphael, B.(1986). *When disaster strikes : How individuals and communities cope with catastrophe*. Basic Books.
　　（ラファエル，B. 石丸正（訳）（1989）．災害の襲うとき――カタストロフィの精神医学　みすず書房　14-15）

第 16 章

文化と心、病

一條玲香

　最近、近所のコンビニエンスストアや飲食店で外国人の店
員さんをよく見かけるようになった。私のアルバイト先の飲
食店でもベトナムから来た留学生のトゥイ（仮名、なお本章で
登場する人物はすべて仮名である）さんが一緒に働いている。い
つもは元気がよくて明るいトゥイさんだが、近ごろはとても
疲れているようで元気がない。休憩時間に話しかけてみる
と、最近は学校の勉強とアルバイトで忙しくてなかなかゆっ
くりと休めない、また冬になって寒くなり気分も落ち込むと
話してくれた。考えてみれば、言葉も通じない異国の地で働
きながら、勉学に励むというのは、どんなに大変なことだろ
う。病気になったとしても、外国語である日本語で自分の症
状を的確に伝えることは難しい。異文化で暮らすということ
には、どんな困難やストレスがあるのだろうか？

2022年6月末時点で日本に暮らす在留外国人は、約296万人です（出入国在留管理庁，2022）。2020年から2021年にかけて新型コロナウイルス感染拡大の影響を受けてその数は減少したものの、その後増加に転じ、過去最高を記録しました。人口が減少し続けている日本社会において、国外から来てくれる人たちの重要性はますます高まっていくでしょう。こうした状況に対応するためには、外国人にとっても暮らしやすい社会のあり方を考えていかなければなりません。その第一歩として、異文化で暮らすことについて考えてみましょう。

　本章では、異文化と心を中心に学んでいきます。異文化で暮らすと心にどのような変化が生じるのか、異文化ストレスとは何か、異文化適応のプロセスとその手掛かり、異文化と病の現状と課題について取り上げます。

1. 文化とは何か？

　文化人類学者クラックホーン（Kluckhohn, C.）と心理学者ケリー（Kelly, W. H.）の文化の定義（Kluckhohn & Kelly, 1945）をまとめた祖父江（2017）によると、文化とは、「後天的・歴史的に形成された、外面的および内面的な生活様式の体系であり、集団の全員または特定のメンバーにより共有されるものである」と定義されます。普段はあまり意識しませんが、衣服や料理、音楽や建造物、言葉遣いやものの考え方・見方、意思表示の仕方など様々なものが文化によって影響を受けています。衣服や料理など目に見える文化と比べて、ものの考え方・見方など目に見えない文化は、一見して違いがわかりにくいという特徴があります。

2. 異文化と心

A. 異文化間心理学

　異文化間心理学（cross-cultural psychology）は、異なる文化に接触した際に生じる行動や心理について研究する学問です。カルチャー・ショックや異文化ストレス、異文化適応などが研究されてきました。

　異文化というと真っ先にイメージされるのは、外国の文化でしょう。本章でも異文化＝外国文化として扱っています。外国文化は、日本文化と比較した際、その違いが顕著で異文化を考える際にわかりやすいからです。しかしながら、異文化は外国の文化だけに限りません。例えば、日本国内でも都市の文化と地方の文化を異文化と捉えることもできますし、地域間、世代間でも文化の違いがあります。自分と異なる文化を持つ人は、私たちの身近に存在しているのです。異文化について考える際には、外国文化を参照しながらも、同じ国の人の中でも起こりうる問題であることを意識する視点が必要です。

B. カルチャー・ショック

　フランス人のドミニクさんが受けた日本でのカルチャー・ショックは、店員から「いらっしゃいませ」と挨拶されても、客が一切挨拶を返さないことだったと言います。フランスでは、客が自分から「こんにちは」と言って入店しますし、店員から「こんにちは」と言われれば、当然挨拶を返します。店員から挨拶をされているのに無視するのは居心地が悪く、ドミニクさんはついつい「こんにちは」と言ってしまったこともあったと言います。また、ベトナム人のトゥさんは日本の生活環境がとても静かなことに慣れず、夜には静かすぎて怖いとすら思ったそうです。

　このように、異なる文化に接触した時に生じる心理的混乱のこと

をカルチャー・ショックと言います。星野（2010）は、カルチャー・ショックを「異文化あるいは馴染みのない文化、または自分がそのことについてある程度知識はあっても、実際にどのようにすればよいかほとんど予期し得ないような状況の中で、相手の文化が、何か自分の前に云うも云われぬ異様なものとして写ってくる状態において感じられる精神的あるいは情緒的衝撃」と定義しています。カルチャー・ショックには、軽度の当惑感からパニック感や精神的障害など、かなりの強度の病的な症状を生じさせるものまでいろいろあり、瞬間的なショック現象で終わるよりも、一定の時間にわたって生ずる現象です（近藤，1981）。また、何にカルチャー・ショックを感じるか、どのような反応をするかには、個人差があります。心理的混乱であるカルチャー・ショックは、言わば異文化の中で生じるストレスと捉えることができるでしょう。

3. 異文化ストレス

　異文化に関連するストレスは、文化変容ストレス（acculturation stress, acculturative stress）、変容ストレス（transitional stress, transition-related stress）、文化間ストレス（cross-cultural stress, transcultural stress）、異文化ストレスなど様々な呼び方があります。これらの定義を総括すると、異文化に関連するストレスには、異なる文化で生活する時に生じる葛藤や困難さであるストレッサーと、それに対するストレス反応の両方の意味が含まれています。本章では、異文化ストレスはストレス反応を生じさせるストレッサーと捉え、「異なる文化で生活する時に生じる葛藤や困難さ」と定義します。

　では、異文化ストレスには具体的にどのようなものがあるでしょうか。先述したように、ストレスと感じることやものには個人差があります。その人が留学生なのか、あるいは仕事での一時滞在なのか、国際結婚での定住や、移民1世（外国で生まれ育ち、移住国に移民

した人）か2世（移民1世の子ども、生まれも育ちも移住国）かといった立場の違いによっても異文化ストレスに違いが生じます。しかしながら、異文化に長期滞在する異文化ストレスは、概ね①離郷ストレス、②言語ストレス、③文化・価値観ストレス、④社会環境ストレス、⑤自然環境ストレスの5つの領域があると考えられます（一條, 2018）。

A. 離郷ストレス

　離郷ストレスは、ホームシックや家族や友人に実際に会えないなど、物理的に母国（生まれ育った国）から離れていることによって生じるストレスです。近年、SNS（ソーシャル・ネットワーキング・サービス）が急速に発達したことによって、国際電話に高額の費用がかかることはなくなりました。そのため、かつてはごく親しい親族や友人と限られたやりとりしかできませんでしたが、SNSを使って、母国での交流関係を外国に行ってもそのまま維持できるようになりました。例えば、夫の海外赴任に帯同することになった妻が母国のママ友に育児相談をするなど、母国からのソーシャルサポートが格段に得やすくなったと言えます。一方で、直接会えないことの寂しさはSNSでは解消できません。ある欧米国出身の人が著者に教えてくれた日本でのストレスは、ハグ（相手を抱きしめること）がないことでした。実際に慣れ親しんだ母国の環境に身を置けないことや、母国の親しい人たちに直接会えないことによって感じる精神的な辛さは、異文化生活における離郷ストレスです。

B. 言語ストレス

　言語ストレスは、外国語を使用する困難さによって生じるストレスです。「読む」、「書く」、「聞く」、「話す」の4つのカテゴリーに分けることができます。「聞く」、「話す」に関するストレスは、移住あるいは赴任した国での滞在年数が長くなるほど軽減されます。一方で、「読む」、「書く」に関するストレスは滞在年数とは関連がなく、学歴が高いほど軽減されることがわかっています（一條, 2018）。つ

まり、「話す」、「聞く」は日常生活の中である程度身につき、ストレスが軽減される一方で、「読む」、「書く」に関するストレスは日常生活の中では解消されにくく、意識的に学習する必要があるのです。

　また、言語ストレスは、全体としては滞在年数が長いほど軽減される傾向がありますが、著者が実施したインタビュー調査では、滞在年数が長い人の中にも言語ストレスを感じている人がいました。日本で暮らす外国人の中には、「長年日本に住んでいるのに、日常的な会話や読み書きしかできない」、「履歴書を書いたり、仕事で使う日本語を話したりすることができない」というように、日本語能力の伸び悩みにストレスを感じている人もいます。

C. 文化・価値観ストレス

　文化・価値観ストレスは、文化や価値観の違いから生じるストレスです。例えば、「母国では一度会って話した人は友人なのに、日本では2回目に会った時にまるで知らない人に会ったかのような態度をされ、日本の人間関係の築き方が理解できない」ということがあります。これは日本（異国）の文化・価値観を理解することが難しく、そこからストレスが生じている状態です。また「母国では親族が支え合うことや、そのための金銭的な援助も当たり前で、それをしない人は心が狭い人、ケチな人だと思われる。けれども、母国の親族を支援することを日本の配偶者や親族は良く思わない」ということもあります。これは、母国の文化・価値観が日本では理解されないことから生じるストレスです。文化・価値観ストレスは、文化によって影響を受けている習慣や宗教、人間関係、価値観などの違いから生じるストレスです。

D. 社会環境ストレス

　社会環境ストレスは、法的・経済的立場の不安定さや差別などから生じるストレスです。日本で外国人が暮らすには、在留資格が必要です。在留資格は日本政府によって与えられるものであり、どのような在留資格をどれくらいの期間許可するかは日本政府の手にゆ

だねられています。場合によっては、いつでも取り消すことが可能です。そのため、現在日本で暮らしているけれども、今後も日本で暮らせるかどうか不安を抱いている外国人もいます。

また、仕事を探すことが難しく、結果として経済的に不安定であるといったことも起こり得ます。特に母国で経済的に自立した生活を送っていた人にとっては、自尊心が傷つけられます。国際結婚で来日した中国人の王さんは、母国では公的な職場で働き、経済的にも余裕がありました。ところが、日本では母国の学歴は通用せず、飲食店でアルバイトをするしかありませんでした。そのことが情けなくて、実家の家族にも言えず、しまいには自殺まで考えたと言います。同じく国際結婚で来日した欧米人のエミリーさんは、母国では高度専門職に就いていました。ところが日本に来たとたんに、漢字がわからずバスにすら乗れない、生活のすべて、当然経済的にも夫にすべてを依存せざるを得ず、「まるで赤ちゃんになったようだ」と嘆きました。数年後、努力して日本でも母国と同じ高度専門職に就いたエミリーさんは、「やっと税金（所得税）を払えるようになりました」と笑顔で語ってくれました。このように社会的に不安定な立場に置かれていることは、外国人にとって非常にストレスであると言えます。

E. 自然環境ストレス

自然環境ストレスは、物理的環境の違いから生じるストレスです。例えば、母国では日常的に食べていた食材が日本では手に入らないことや日本の食が合わないこと、建物の天井が低いなど住環境にストレスを感じること、気候が合わないことなどが挙げられます。桑山（1995）は、フィリピンから日本の豪雪地帯に嫁いだ女性の季節的ストレスを指摘しています。1年目は、季節が4つもあってそれが移り変わっていくという経験はある意味で「エキサイティング」ですが、2年目には「またあの冬」と気分が落ち込んでくると言います。このような物理的環境は、本人や周囲の努力では変え難いストレス要因ですが、自然環境ストレスは地理的に近い地域から

来た人ほど感じにくく、また、時間的経過により環境に慣れるにつれて、そのストレスも低くなることが考えられます。

4. 異文化適応

異文化適応は、「個人が異文化で心身ともに概ね健康で、強度な緊張やストレスにさらされていない状態」（譚・渡邊・今野，2011）や「個人が新しい環境（異文化やそのメンバー）との間に適切な関係を維持し、心理的な安定が保たれている状態、あるいはそのような状態を目指す過程」（鈴木，2012）と定義されます。異文化適応の定義には、適応を調和のとれた好ましい状態として捉えている静的なものと、過程と捉える動的なものがありますが、いずれにせよ個人が新しい環境に自分を合わせていくという点で一致しています（譚・渡邊・今野，2011）。

A. U カーブ説と W カーブ説

異文化適応の U カーブ説は、アメリカに留学したノルウェー人へのインタビュー調査から提唱されました（Lysgaard, 1955）。

図16-1 に示すように、異文化適応のプロセスは U 字を描きます。はじめは、異文化適応が容易で成功したように感じられます。次に、適応が上手くいかず、孤独で不幸だと感じる危機が訪れます。最後に、異文化内のコミュニティに統合され、適応が再び成功したと感じられます。

異文化適応の初期段階では、見るものすべてが興味深く感じられ、新しい出会いにも心が躍ります。この時期は多幸期あるいはハネムーン期と呼ばれています。しばらくすると、初期段階の冒険的な魅力は失われ、適応の"危機"と呼ばれる時期に移行します。目新しく感じられたものが新鮮味を失い、カルチャー・ショックを驚きや好奇心では捉えられなくなり、ストレスフルな出来事と認識す

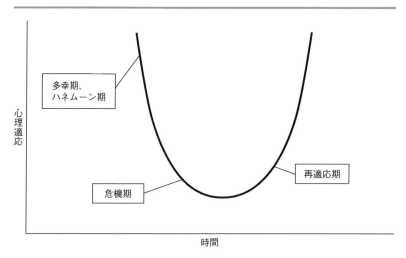

図 16-1　異文化適応の U カーブ

るようになっていきます。また、初期段階の人付き合いは表面的な
もので、時間が経過するにつれてより親密な人間関係を求めるよう
になります。しかし、言葉の壁や接触機会の問題から、外国で親密
な人間関係を構築することは簡単ではありません。そうしたことか
ら、この危機期は、孤独を感じる時期でもあるのです。しばらくす
ると、友達ができ、社会集団に溶け込んでいくことで、"孤独"の段
階を克服し、社会生活に満足するようになっていきます。

　さらに、母国へ帰国した時の適応プロセスを表したものが W カー
ブ説です（Gullahorn, J. T. & Gullahorn, J. E. 1963）。外国文化に慣れ親し
んだ後、母国に帰国すると異文化に来たようなリ・エントリー
ショックを起こします。長年日本で暮らした中国出身の黄さんは、
母国に帰国した際、以前はよく食べていた食事が油っこく感じら
れ、食べられなくなったと言います。また欧州から日本に帰国した
山本さんは、電車やバスの中の放送、街中の宣伝やお店から流れて
くる BGM が非常に耳障りに感じたと言います。このように、母国
に帰国した際にも図16-1で示した U 字のような適応プロセスを再

び描くことになり、2つを合わせてW字のような適応プロセスを辿り、これをWカーブ説と呼びます。

これらの説の重要な点は、異文化適応において、多くの人が心理的落ち込みを経験することへの理解にあります。「最初はあんなにワクワクしたのに、最近はなんかちょっとつらい」というのは多くの人が辿る異文化適応プロセスであり、こうした時期に感じたストレスは異文化の人々との交流が深まるにつれて回復していきます。

B. 文化変容方略

文化変容方略（acculturation strategies）とは、個人がどのように文化変容していくかの方向性を示すものです。自分の文化である自文化の維持を重視するか否かという自文化への態度（肯定・否定）と、異文化との接触や社会参加を重視するか否かという異文化への態度（肯定・否定）によって、4類型に分けられます（Berry et al., 2011）。異文化にも自文化にも否定的である場合には「周辺化」、異文化に否定的で自文化に肯定的な場合には「分離」、異文化に肯定的で自文化に否定的な場合には「同化」、異文化、自文化ともに肯定的な場合には「統合」に分類されます（**表16-1**）。

表16-1　文化変容方略

		自文化の維持を重視	
		否定	肯定
異文化との 接触・社会参加を重視	否定	周辺化	分離
	肯定	同化	統合

多くの研究から異文化適応と精神的健康の関わりにおいては、自文化を維持しつつも、異文化を取り入れる「統合」が最も理想的であることがわかっています。日本では「郷に入りては郷に従え」という言葉があるように、日本文化に合わせることを外国人に強いる

傾向がありますが、異文化適応や精神的健康においては、外国人の自文化を維持するという視点が重要です。自文化維持の方法には、子どもに母国の言葉を教える継承語教育などがあります。

5. 異文化と病

A. 移住者のメンタルヘルス

　移住は、メンタルヘルスに大きな影響を及ぼす要因の1つです。現地の人よりも移住者の方が統合失調症、うつ病や不安障害の有病率が高いことがわかっています（Kirkbride & Jones, 2011）。さらに、移住者が社会的・経済的に弱い立場にある場合には、精神面で不健康を抱える可能性も高くなります。移住者のメンタルヘルスに影響する要因には、移住以前に難民であったとか、あるいは希望して移住したなどの移住者本人の状況、移住国との文化差といった文化的要因、社会的立場や経済状況などの社会的要因、困った時に助けを求められるかといった援助要請行動の可否に関する要因などがあります。

　また、日本において精神科を受診した外国人患者の特徴には、精神科既往歴を有するものが一定数いること、急患例が多いこと、女性患者が増加傾向にあること、神経症やうつ病の患者が増えていること、身体症状の訴えが多いことなどが挙げられます（一條, 2018）。その背景には、言葉の問題や異文化ストレスがあります。一方で、滞在歴が長くなるほど、言葉や文化といった異文化ストレスに関わる問題だけでなく、家族の問題やライフイベントといった日常生活の中で直面するよりプライベートな葛藤が複雑に絡み合います。例えば、夫婦関係の悪化や育児ストレスなどです。外国人患者というと、言葉の問題や文化差に目が行きがちですが、ライフサイクルやその人が置かれた状況に目を向けることも重要です。

B. 外国人の医療受診

　外国人の医療受診は、日本人同様とはいきません。ある調査では、医療機関を受診すべきだと本人が考える疾病に罹患していながら、実際には医療機関を受診しなかった割合が22％でした（国井・野見山, 1993）。医療機関の受診を我慢する理由には、仕事の忙しさ、言葉の問題、医療費の心配などがあげられています。また、メンタルヘルス領域の疾患を抱えた際には、うつ病を病気と捉える病識の有無や家族あるいは専門家に相談するのかといった対処等に文化差があり、このことは受診行動にも影響します。例えば、カウンセリングが広く普及している欧米の出身者の場合には、日本でもカウンセリングを求める傾向があります。

　さらに、医療制度が母国と異なることも日本の医療への理解を難しくします。日本では、基本的に患者が病院を自由に選んで行くことができますが、まずは地域の指定病院にかからなければならない国もあります。また、保険料を払っていれば医療費は原則無料の国もあれば、日本のように3割負担の場合もあります。治療の仕方やそれに関する法律も国によって異なります。日本で結核の外国人患者の通訳を行ったアリさんは、隔離の必要性や症状が治まってからも薬を長期間服用しなければならない理由を理解してもらうのに苦労したと言います。このように言葉の問題だけでなく、母国と日本の医療の違いが受診や治療に影響を与えます。

　言葉の問題は、外国人患者と医療提供者のコミュニケーションの障壁になります。双方のコミュニケーションが上手くいかないことで、適切な医療が提供されないだけでなく、患者の不安を増大させることにもつながります。しかしながら、医療現場で言葉が通じない場合の対応は、ジェスチャーや知人による通訳が主であるとの報告もあり（高橋他, 2010）、医療通訳の利用が乏しいのが現状です。さらに医療通訳については、民間の医療通訳検定試験はあるものの統一した教育や研修がないという養成の問題、多くがボランティアであり身分が不安定であること、医療従事者と外国人患者双方の医

療通訳に対する無理解などが課題として挙げられています（長嶺・森，2019）。近年では、遠隔通訳サービスを利用した医療通訳が導入されるなど、質や利便性の向上に向けた様々な取り組みが行われています。

6. 多様な社会における医療

　本章では、外国出身者が抱える異文化ストレスを例に、異文化と心について取り上げてきました。しかしながら、冒頭で述べたように異文化は外国との間にだけ存在するものではありません。例えば、言葉の障壁は、子どもの患者に治療の説明をする際にも生じる問題です。もっと言えば、一人ひとりの間にも様々な違いがあります。そして、あなたもそのうちの一人です。文化の中には、一目ではわかりにくく、気づきづらい違いもあります。ですから、相手の立場にたって想像することが重要です。対応をマニュアル化できないことにもどかしさを感じる人もいるかもしれません。しかし、一人ひとりをしっかりと見ることこそが、ヒューマン・ケアの基本なのです。

　特に医療現場では、人の命が扱われることから、患者との齟齬や誤解にはより注意を払わなければなりません。外国出身の患者が診察に訪れた際には、病気だけでなく、異文化ストレスや多くの不安を抱えている可能性にも目を向けてみましょう。医療的な対応に加えて、異文化の視点を持つことがよりよい医療につながるでしょう。

参考文献

Berry, J. W., Poortinga, Y. H., Breugelmas, S. M., Chasiotis, A. & Sam, D. L. (2011). *Cross-Cultural Psychology-Research and applications. Third Edition.* Cambridge：Cambridge University press.

Gullahorn, J. T., & Gullahorn, J. E.(1963). An Extension of the U-Curve Hypothesis. *Journal of Social Issues*, **19**, 33–47.

星野命（2010）．異文化間教育・異文化間心理学　星野命著作集 II　北樹出版

一條玲香（2018）．結婚移住女性のメンタルヘルス──異文化ストレスと適応過程の臨床心理学的研究　明石書店

Kirkbride, J. B. & Jones, P. B.(2011). Epidemiological aspects of migration and mental illness. In D. Bhugra & S. Gupta（Ed）, *Migration and Mental Health*. Cambridge：Cambridge University Press, 15–43.

Kluckhohn, C. & Kelly, W. H.(1945). The concept of culture. In R. Linton（Ed）, *The science of man in the world crisis*. New York：Columbia university press, 78–106.

　　（クラックホーン，C. & ケリー，W. H.　石田英一郎（訳）（1975）．文化の概念　リントン，R.（編）　池島重信（監訳）　世界危機に於ける人間科学（上）　新泉社 109–150）

近藤裕（1981）．カルチュア・ショックの心理──異文化とつきあうために　創元社

国井修・野見山一生（1993）．外国人労働者の実態調査　外国人の医療に関する研究（2）　日本衛生学雑誌，**48**，685–691.

桑山紀彦（1995）．国際結婚とストレス──アジアからの花嫁と変容するニッポンの家族　明石書店

Lysgaard, S.(1955). Adjustment in a foreign society：Norwegian Fulbright grantees visiting the United States, *International Social Sciences Bulletin*, **7**, 45–51.

長嶺めぐみ・森淑江（2019）．日本の医療通訳を取り巻く現状と課題に関する文献検討　日本国際看護学会誌，**2**，8–17.

出入国在留管理庁（2022）．在留外国人統計　出入国在留管理庁 https://www.moj.go.jp/isa/policies/statistics/toukei_ichiran_touroku.html（最終アクセス：2023 年 1 月 12 日）

祖父江孝男（2017）．文化人類学入門　増補改訂版　中央公論社

鈴木一代（2012）．成人期の文化間移動と文化的アイデンティティ──異文化間結婚の場合　ナカニシヤ出版

譚紅艶・渡邊勉・今野裕之（2011）．在日外国人留学生の異文化適応に関する心理学的研究の展望　目白大学心理学研究，**7**，95–114.

高橋謙造・重田政信・中村安秀・李節子・真下延男・中田益允・赤沢達之・鶴谷嘉武・牛島廣治（2010）．臨床医からみた在日外国人に対する保健医療ニーズ──群馬県医師会，小児科医会における調査報告　国際保健医療，**25**，181–191.

演習授業用課題

◆海外に行った時や国内の他地域の人と接した時などに感じた
自身のカルチャー・ショックについて振り返ってみましょう。

◆外国人、日本人両方の立場になって、異文化適応を促進する
ためにできることは何か考えてみましょう。

◆外国人患者と接する際に、気をつけたいことについて考えてみ
ましょう。

推薦図書 📖

鈴木一代『異文化間心理学へのエントランス──多文化社会と心理学へのアプローチ』
（おうふう，2012）

異文化間心理学の学術的背景からはじまり、文化と心、異文化接触と心、多文化環
境と心について理解を深めることができます。

渡辺文夫『異文化と関わる心理学──グローバリゼーションの時代を生きるために』
セレクション社会心理学 22　（サイエンス社，2002）

異文化に出会った時に何が起きるかだけでなく、異文化への対処、具体的なトレー
ニング方法についても論じています。

山本登志哉『文化とは何か、どこにあるのか──対立と共生をめぐる心理学』（新曜
社，2015）

この本には、「○○です」と明言することが難しい文化を捉えるためのヒントがあり
ます。エピソードやコラムが多数あり、読者が具体的なイメージを持ちやすいように
書かれています。

私とは異なる文化背景を
持つ人の心身の痛みへの看護

内木美恵

　文化とは空気のようなもので、その文化を有する人々は自分の文化によって心理社会的発達、思考、干渉、態度、価値観、意図といった重要なことが左右されます（金沢, 1993）。文化という目に見えないものが人の心に大きな影響を与えているのです。日本で生活してきた私は、異なる文化圏での看護に戸惑いを覚えることが多くあります。特に、心の痛みのケアに関しては未だに学びの途上であると感じています。このことを意識し始めたのは、2003年イラン南東部での地震における被災者支援活動での出来事です。この地震は、アルゲ・バム世界遺産が崩壊するほどの大震災でした。日本赤十字社（以下、日赤）は、国際赤十字の緊急対応ユニットの1つである基礎保健に関する支援を行い、医師、看護師・助産師、事務などの医療チームを派遣しました。1ヵ月交代で4ヵ月間、仮設診療所の設置と診察、地域での巡回診療を中心に活動していました。発災1ヵ月後、私は助産師として第2班に参加しました。

　椰子の実畑に建てられた日赤の仮設診療所の周辺地域では、土のレンガで作られた家々が倒壊し、黒いチャドル（イスラム女性が着る黒色の布で全身を覆う伝統的な服）を着た女性たちが、崩れた家から探し物をしていました。日本人の医療者であるという珍しさもあり、仮設診療所には、地震や余震により怪我をした被災者が、朝から晩までひっきりしなりに訪れていました。

　私は、妊婦さんや乳幼児の診察、診療介助にあたりました。多くの女性たちは、風邪や、瓦礫の片づけでの擦過傷を主訴として受診していましたが、地震で親しい人を喪ったこと、生活の場が崩壊したこと、思い出がある物を失くしたこと等の話しの方が長く、身体的な痛みより、心の苦しみの方が大きいように感じられました。診療所スタッフのミーティングでは、私だけでなく他のメンバーから

も、多くの女性が心理的に傷ついている状況が報告されました。私は、この女性たちの心の傷を何とか癒すことはできないかと思い、日本の被災者支援で実施している心のケアを提案しました。

　翌日、現地通訳をお願いしていた日本人女性Aさんに、日本で実施している心のケアについて説明しました。Aさんはイラン人のご主人と息子さんと共に現地で30年以上生活し、イランの文化を尊重し、また精通もしていました。Aさんは私の提案に対して「話を聞くだけでは、イランの女性被災者の心は癒せない」と教えてくれました。Aさんは1990年代にイランで起きた戦争で、自身の子どもを喪っていました。その悲しみは、戦死後1〜2年の記憶がなくなる程深いものであったといいます。そして、この痛みを癒してくれたのは、コーランであり、その教えを学び直すことで、自身に起きた辛い体験を受け入れることができたと私に話して下さいました。

　イランの習慣として、女性の外出は夫や父親、祖父の許可が必要で容易ではありませんが、コーランなど宗教に関連することであれば外出の了解を得られやすいという事情もあります。そこで私は、女性被災者の心を癒すため、コーランの教えを学びながら自由に体験を語る茶話会を始めました。仮設診療所の横に大型テントを張り、毎週1回2時間程のプログラムです。参加者は、毎回15人程度でしたが、この活動は、住民に受け容れられ、日赤の医療支援活動が終わるまで継続しました。

　この事例から、自分とは文化が異なる地域や国で心の傷を癒すケアを行うには、対象者の宗教や生活習慣などの文化を理解することが重要であることを学びました。身体的な痛みへの対処は、文化が違っても同じような薬剤の投与が可能です。しかし、心の傷はそうはいきません。心のありようは宗教や風習、文化により違います。災害による心の痛みはどの国でも起こることですが、対処は一様ではありません。対象者の文化背景を考慮することが必要です。

【参考文献】
金沢吉展（1993）．異文化とつき合うための心理学　誠信書房　22-26.

索引

さ〜そ

た〜と

な～の

は～ほ

わ〜を

索引

著者（五十音順）

安藤智子（筑波大学人間系　教授）

石川 智（杏林大学保健学部　講師）

一條玲香（尚絅学院大学心理部門　講師）

藺牟田洋美（東京都立大学大学院人間健康科学研究科　准教授）

江口めぐみ（東京成徳大学応用心理学部　准教授）

今野裕之（目白大学心理学部　教授）

齋藤和樹（日本赤十字秋田看護大学　准教授）

島井哲志（関西福祉科学大学心理科学部　教授）

髙瀬堅吉（中央大学文学部心理学専攻　教授）

竹橋洋毅（奈良女子大学大学院人間文化総合科学研究科　准教授）

寺澤孝文（岡山大学学術研究院教育学域　教授）

富原一哉（鹿児島大学法文学部　教授）

羽鳥健司（埼玉学園大学人間学部　教授）

横山春彦（鹿児島大学法文学部　准教授）

コラム執筆者（五十音順）

大場良子（埼玉県立大学保健医療福祉学部　准教授）

齋藤英子（日本赤十字看護大学　教授）

佐居由美（聖路加国際大学　教授）

清水裕子（香川大学医学部・医学系研究科　教授）

鷹野朋実（日本赤十字看護大学　教授）

千葉京子（元日本赤十字看護大学　准教授）

内木美恵（日本赤十字看護大学　教授）

中込さと子（信州大学医学部・保健学科　教授）

樋口佳栄（日本赤十字看護大学　准教授）

水田真由美（和歌山県立医科大学保健看護学部　教授）

森田牧子（埼玉県立大学保健医療福祉学部　准教授）

八木街子（自治医科大学看護学部　准教授）

山内朋子（日本赤十字看護大学　准教授）

【編者】

遠藤公久（えんどう きみひさ）

日本赤十字看護大学教授。博士（心理学）。筑波大学大学院心理学研究科博士課程修了。研究テーマは「がん患者と家族のための心理社会的支援等」。主な著書に『保健と健康の心理学』（共著，ナカニシヤ出版, 2016）『がん患者のこころに寄り添うために——サイコオンコロジーの基礎と実践』（共著，真興交易（株）医書出版部, 2014）『がん患者心理療法ハンドブック』（共訳，医学書院, 2013）『ヒューマンケアと看護学』（共著，ナカニシヤ出版, 2013）『生活の質を高める教育と学習——よりよいヒューマン・ケア実践をめざして』（共著，新曜社, 2010）『健康心理学・入門』（共著，有斐閣, 2009）などがある。

看護を学ぶ人のための心理学

ヒューマン・ケアを科学する（第2版）

2019（平成31）年2月28日　初　版1刷発行
2023（令和5）年9月30日　第2版1刷発行

編　者　遠　藤　公　久
発行者　鯉　渕　友　南
発行所　株式会社　弘　文　堂　　101-0062　東京都千代田区神田駿河台1の7
　　　　　　　　　　　　　　　　TEL 03(3294)4801　　振替 00120-6-53909
　　　　　　　　　　　　　　　　https://www.koubundou.co.jp

イラストレーション　井塚　剛

ブックデザイン　三瓶可南子

印　刷　三報社印刷

製　本　井上製本所

ISBN978-4-335-65196-0